四川省"合格村医"临床综合知识与技能培训实用手册（上）

（供四川省乡村医生培训使用）

主　　审　　张先庚　　陈　红

主　　编　　姚永萍　　陈大义

副主编　　钟云龙　　王　刚　　付能荣　　覃琥云　　徐　敏

编　　委　（按姓名汉语拼音为序）

包　锐（四川护理职业学院）

曹　璐（四川护理职业学院）

陈　红（北京大学人民医院）

程　绪（四川护理职业学院附属医院）

段　睿（四川护理职业学院）

付能荣（四川护理职业学院）

辜晓惠（四川省人民医院）

李春华（四川护理职业学院）

梁小利（四川护理职业学院）

覃琥云（成都中医药大学）

田　奕（四川护理职业学院）

王　刚（四川护理职业学院）

王建鹏（四川护理职业学院）

徐　敏（四川护理职业学院）

徐爱秋（四川护理职业学院）

许必芳（四川护理职业学院）

姚永萍（四川护理职业学院）

叶　建（四川护理职业学院附属医院）

张　德（四川护理职业学院）

张先庚（四川护理职业学院）

赵　钰（四川护理职业学院）

钟云龙（四川护理职业学院）

周晓莉（四川护理职业学院）

编写秘书　　陈庆庆（四川护理

北京大学医

U0257561

SICHUANSHENG "HEGECUNYI" LINCHUANG ZONGHE ZHISHI YU JINENG PEIXUN SHIYONG SHOUCE（SHANG）

图书在版编目（CIP）数据

四川省"合格村医"临床综合知识与技能培训实用手册．上／姚永萍，陈大义主编．—北京：北京大学医学出版社，2018.6（2020.12 重印）

ISBN 978-7-5659-1819-3

Ⅰ．①四… Ⅱ．①姚… ②陈… Ⅲ．①临床医学－技术培训－教材 Ⅳ．① R4

中国版本图书馆 CIP 数据核字（2018）第 120975 号

四川省"合格村医"临床综合知识与技能培训实用手册（上）

主 编：姚永萍 陈大义
出版发行：北京大学医学出版社
地 址：（100083）北京市海淀区学院路 38 号 北京大学医学部院内
电 话：发行部 010-82802230；图书邮购 010-82802495
网 址：http：//www.pumpress.com.cn
E-mail：booksale@bjmu.edu.cn
印 刷：中煤（北京）印务有限公司
经 销：新华书店
责任编辑：韩忠刚 责任校对：金彤文 责任印制：李 啸
开 本：889mm×1194mm 1/32 印张：8.75 字数：216 千字
版 次：2018 年 6 月第 1 版 2020 年 12 月第 2 次印刷
书 号：ISBN 978-7-5659-1819-3
定 价：26.00 元

前　言

　　乡村医生是我国初级卫生保健事业的中坚力量，承担农村居民多发病、常见病诊治、急诊急救的初步处理及常用西医技术与中医适宜技术等工作，在三级卫生医疗网络中起着十分重要的基础作用。为贯彻落实国务院办公厅《关于进一步加强乡村医生队伍建设的实施意见》（国办发〔2015〕13号）、四川省人民政府办公厅《关于进一步加强乡村医生队伍建设的实施意见》（川办发〔2015〕74号）文件精神，加强对乡村医生的职业教育和培训，提高其职业道德和业务素质，提升对农村居民常见病、多发病的诊疗技能水平，保障广大农村居民卫生健康服务，特此编写该系列丛书。

　　本系列丛书以农村卫生服务需求为导向，以乡村医生岗位职责为依据，以基本公共卫生服务和基本医疗综合培训为重点，包括临床实践技能、公共卫生专业技能、全科医学知识、中医药知识和技能、中医药适宜技术、基本药物知识及有关法律法规等内容，分上、中、下三册。现出版的上册共分10章，中册、下册将陆续在2019年、2020年出版。教材内容全面、难易度适中、理论与实践结合、特色突出，具有较强的科学性、实用性和可行性，既是乡村医生培训教材，又可作为基层医疗队伍日常诊疗活动和学习的参考书。

　　本丛书在编写过程中得到了四川省人民医院、成都中医药大学、四川护理职业学院及其附属医院、德阳市人民医院、龙泉驿区第一人民医院等单位领导、专家的大力支持和帮助，特此感谢。

　　由于编者水平有限，时间仓促，如有不妥之处，恳请广大读者、专家斧正。

张先庚

2018 年 3 月 16 日

目　录

第一章　政策法规与医患沟通

第一节　国家卫生法规政策

卫生法概括指为了增进人体的健康，预防疾病，改善和创造合乎身心要求的生态环境、生活条件所采取的国家认可的，并被国家强制力保障实施用于调节卫生关系的法律规范的总和。包括四个基本原则：一是保护人的生命和健康的原则；二是预防为主的原则；三是卫生公平性的原则；四是个体卫生权益和社会卫生权益协调发展的原则。以人的生命权益保护为调整对象，涉及公共卫生、医疗保健、药事管理等，乡村医生做为我国医药卫生事业的参与者，需要学习和了解我国基本的卫生法律法规。

一、医疗、保健机构法律制度

医疗机构，是指依法定程序取得《医疗机构执业许可证》，从事疾病诊断、治疗活动的卫生机构的总和。医疗机构按功能、任务、规模等为标准分为 13 类，有综合医院、中医医院、妇幼保健院、社区卫生服务中心等，包括村卫生室（所）。

为加强对医疗机构的管理、规范医疗机构的正常工作秩序，保证医疗质量，保障公民健康，于 1994 年发布了《医疗机构管理条例》，并先后出台了《医疗机构管理条例实施细则》《医疗机构设置规划指导原则》《医疗机构诊疗科目名录》等。医疗机构如在诊疗过程中违反了相应的卫生法规将会承担相应的民事责任和行政法律责任。

（一）执业医师法

法律意义的医师，是指依法取得执业医师资格或者执业助理医师资格，经注册在医疗、预防、保健机构中执业的专业医务人员。执业医师法规定了医师的权利和义务，在执业活动中依法所享有的有所为和有所不为，以及受法律保护的权利。

为了加强医师队伍的建设，提高医师的职业道德和业务素质，保障医师的合法权益，保护人民健康，1998 年 6 月 26 日第九届全国人大常委会第 3 次会议通过了《中华人民共和国执业医师法》（以下简称《执业医师法》），自 1999 年 5 月 1 日起施行。2009 年 8 月 27 日第十一届全国人大常委会第 10 次会议对《执业医师法》进行了修正。《执业医师法》有总则、考试和注册、执业规则、考核和培训、法律责任、附则 6 章，共 48 条。

（二）医疗事故处理条例

医疗事故，是指医疗机构及其医务人员在医疗活动中、违反医疗卫生管理法律、行政法规、部门规章和诊疗护理规范、常规，过失造成患者人身损害、死亡、残废的行为。医疗法律所涉及的关系通常是医疗机构、医务人员与患者之间的权利、义务的社会关系，包含主体、客体、内容三个要素。

为了正确处理医疗事故，保护患者和医疗机构及其医务人员的合法权益、维护医疗秩序、保障医疗安全，促进医学科学的发展，2002 年 4 月 4 日国务院发布了《医疗事故处理条例》，自 2002 年 9 月 1 日起施行。《医疗事故处理条例》有总则、医疗事故的预防与处置、医疗事故的技术鉴定、医疗事故的行政处理与监督、医疗事故的赔偿、罚则、附则 7 章，共 63 条。未达到过失损害的不能认定为医疗事故，其中医务人员的医疗行为是职务行为，医疗机构是医疗事故的构成主体，预防医疗事故要加强法律意识、管理能力、职业道德水平的提升，如规范病历的书写，妥善保管病历，加强医患沟通，让患者享有充分的知情权。

（三）母婴保健法

母婴保健，是指为母亲和婴儿保健提供医疗保健服务，以保障生殖健康为目的，促进人口素质提升的行为，由此产生的各种社会关系的总和称为母婴保健法。

人口素质关系国家的未来，新中国成立以来，不断地修订对妇女和儿童的健康权益保障。先后制定了《婚姻法》《妇女权益保障法》《未成年人保护法》，1994年10月27日第八届全国人大常委会第10次会议通过了《中华人民共和国母婴保健法》（以下简称《母婴保健法》），自1995年6月1日起施行，是我国第一部保护妇女、儿童健康的法律。2009年8月27日第十一届全国人大常委会第10次会议对《母婴保健法》进行了修正，以及制定了相关的配套文件《母婴保健医学技术鉴定管理办法》《母婴保健专项技术服务基本标准》等。《母婴保健法》有总则、婚前保健、孕产期保健、技术鉴定、行政管理、法律责任、附则7章，共39条。

二、公共卫生法律制度

（一）精神卫生法

精神障碍，是指由各种原因引起的感知、情感和思维等精神活动的紊乱或者异常，导致患者明显的心理痛苦或者社会适应等功能损害。

为了发展精神卫生事业、规范精神卫生服务、维护精神障碍患者的合法权益，2012年10月26日第十一届全国人大常委会第29次会议通过了《中华人民共和国精神卫生法》（以下简称《精神卫生法》），自2013年5月1日起施行。《精神卫生法》有总则、心理健康促进和精神障碍预防、精神障碍的诊断和治疗、精神障碍的康复、保障措施、法律责任、附则7章，共85条。

（二）突发公共卫生事件应急条例

突发公共卫生事件，是指突然发生、造成或者可能造成社会公众健康严重损害的重大传染病疫情、群体性不明原因疾病、重大食物和职业中毒以及其他严重影响公众健康的事件。发生突发公共卫生事件时，事发地的县级、市（地）级、省级人民政府均要做出相应的分级响应，及时采取措施，迅速应对，应尽可能地保护人民的生命健康，控制事态影响范围。

为了有效预防、及时控制和消除突发公共卫生事件的危害，保障公众身体健康与生命安全、维护正常的社会秩序，2003 年 5 月 9 日国务院发布了《突发公共卫生事件应急条例》，自公布之日起施行。2011 年 1 月 8 日国务院对《突发公共卫生事件应急条例》进行了修订。《突发公共卫生事件应急条例》有总则、预防与应急准备、报告与信息发布、应急处理、法律责任、附则 6 章，共 54 条。

（三）传染病防治法律制度

传染病防治法，是指预防、控制、消除传染性疾病的发生与传播，保障人体健康活动所产生的各种社会关系的法律规范的总和。我国对传染病实施预防为主、防治结合、分类管理、依靠科学、依靠群众的原则。

为了加强传染病防治的工作力度。1989 年 2 月 21 日第七届全国人大常委会第六次会议通过了《中华人民共和国传染病防治法》，2004 年、2013 年分别进行了修订，并出台了相应的配套法律《传染病防治法实施办法》《疫苗流通和预防接种管理条例》《医疗废物管理条例》等，构成了我国传染病的防治法律体系。

（梁小利　姚永萍）

第二节　基层医疗相关政策与法规

我国广大农村，存在乡村医生这个群体由来已久，数量巨大，在一定程度上解决了我国偏远、落后农村居民基本医疗保障的现实问题。国家对这支队伍采取鼓励的态度。党的十九大报告首次提出了"乡村振兴战略"，指出乡村医疗卫生事业发展直接涉及民生问题，加强乡村医生的管理、培训、考核，规范从业人员的管理和保护合法权益，才能保证农村卫生事业的健康、可持续发展。

一、国家、地方对农村卫生工作的相关政策

（一）中共中央、国务院《关于进一步加强农村卫生工作的决定》

为进一步加强农村卫生工作，中共中央、国务院于2002年10月29日发布了《关于进一步加强农村卫生工作的决定》（中发［2002］13号），以下简称《决定》。《决定》包括农村卫生工作的指导思想和目标、加强农村公共卫生工作、推进农村卫生服务体系建设、加大农村卫生投入力度、建立和完善农村合作医疗制度和医疗救助制度、依法加强农村医药卫生监管、加强对农村卫生工作的领导七个方面。

《决定》指出农村卫生工作的指导思想是贯彻落实"三个代表"重要思想，坚持以农村为重点的卫生工作方针，从农村经济社会发展实际出发，深化农村卫生体制改革，加大农村卫生投入，发挥市场机制作用，加强宏观调控，优化卫生资源配置，逐步缩小城乡卫生差距，坚持因地制宜，分类指导，全面落实初级卫生保健发展纲要，满足农民不同层次的医疗卫生需求，从整体上提高农民的健康水平和生活质量。

《决定》指出农村卫生工作的目标主要包括建立基本设

施齐全的农村卫生服务网络，建立具有较高专业素质的农村卫生服务队伍，建立精干高效的农村卫生管理体制，建立以大病统筹为主的新型合作医疗制度和医疗救助制度，使农民人人享有初级卫生保健，主要健康指标达到发展中国家的先进水平。沿海经济发达地区要率先实现上述目标。

（二）国务院《关于进一步加强乡村医生队伍建设的实施意见》

乡村医生是我国医疗卫生服务队伍的重要组成部分，是最贴近亿万农村居民的健康"守护人"，是发展农村医疗卫生事业、保障农村居民健康的重要力量。按照深化医药卫生体制改革的总体要求，为进一步加强乡村医生队伍建设，切实筑牢农村医疗卫生服务网底，国务院办公厅于2015年3月23日发布《关于进一步加强乡村医生队伍建设的实施意见》（国办发〔2015〕13号），以下简称《意见》。《意见》包括总体要求和主要目标、明确乡村医生功能任务、加强乡村医生管理、优化乡村医生学历结构、提高乡村医生岗位吸引力、转变乡村医生服务模式、保障乡村医生合理收入、建立健全乡村医生养老和退出政策、改善乡村医生工作条件和执业环境、加强组织领导共十个方面。

《意见》指出乡村医生队伍建设的总体要求，即坚持保基本、强基层、建机制，从我国国情和基本医疗卫生制度长远建设出发，改革乡村医生服务模式和激励机制，落实和完善乡村医生补偿、养老和培养培训政策，加强医疗卫生服务监管，稳定和优化乡村医生队伍，全面提升村级医疗卫生服务水平。

《意见》指出乡村医生队伍建设的主要目标，通过10年左右的努力，力争使乡村医生总体具备中专及以上学历，逐步具备执业助理医师及以上资格，乡村医生各方面合理待遇得到较好保障，基本建成一支素质较高、适应需要的乡村医生队伍，促进基层首诊、分级诊疗制度的建立，更好保障农村居民享受均等化的基本公共卫生服务和安全、有效、方便、价廉的基本医疗服务。

（三）四川省委、省政府《关于进一步加强农村卫生工作的意见》

根据《中共中央国务院关于进一步加强农村卫生工作的决定》（中发〔2003〕13 号）和全国农村卫生工作会议精神，结合四川省实际，中共四川省委、省政府于 2003 年 6 月 5 日颁布了《关于进一步加强农村卫生工作的意见》（川委发〔2003〕20 号），以下简称《意见》。《意见》包括农村卫生工作的指导思想和目标、全面落实农村公共卫生工作、全面推进农村卫生服务体系建设、深化农村乡（镇）卫生院改革、加大农村卫生投入力度、建立农村卫生扶贫和对口支援制度、建立和完善新型农村合作医疗和医疗救助制度、依法加大对农村医药卫生监管力度、加强对农村卫生工作的领导九个方面。

《意见》在《中共中央国务院关于进一步加强农村卫生工作的决定》（中发〔2003〕13 号）的基础上，增加了深化农村乡（镇）卫生院改革、建立农村卫生扶贫和对口支援制度两方面内容。其中深化农村乡（镇）卫生院改革包括改革乡（镇）卫生院管理体制、改革乡（镇）卫生院内部运行机制、建立乡（镇）卫生院职工社会保障制度、改革乡（镇）卫生院药品供应制度四个方面内容；建立农村卫生扶贫和对口支援制度包括建立农村卫生扶贫制度和建立农村卫生对口支援制度两个方面内容。

（四）四川省政府《关于进一步加强乡村医生队伍建设的实施意见》

为全面贯彻落实《国务院办公厅关于进一步加强乡村医生队伍建设的实施意见》（国办发〔2015〕13 号），切实筑牢农村医疗卫生服务网底，结合四川省实际，四川省人民政府办公厅于2015年8月14日发布了《关于进一步加强乡村医生队伍建设的实施意见》（川办发〔2015〕74号），以下简称《意见》。《意见》包括总体要求和主要目标、主要任务、保障措施三方面。

《意见》指出加强乡村医生队伍建设的总体要求，坚持保基本、强基层、建机制，从适应我省经济社会发展和基本医疗卫生制度长远建设出发，改革乡村医生服务模式和激励机制，落实和完善乡村医生补偿、养老和培训政策，加强监管，稳定优化乡村医生队伍，全面提升村级医疗卫生服务水平。

《意见》指出主要目标为通过10年左右的努力，力争乡村医生总体具备中专及以上学历，逐步具备执业助理医师及以上资格，基本建成一支素质较高、适应需要的乡村医生队伍，促进基层首诊、分级诊疗制度的建立，更好地服务于农村居民健康。

二、乡村医生相关卫生法规与管理

（一）乡村医生从业管理及条例

1998年全国人大常委会制定了《中华人民共和国执业医师法》（以下简称《执业医师法》），2003年国务院制定了《乡村医生从业管理条例》（以下简称《乡医条例》，这两部卫生法律法规的制定，标志着我国乡村医生从业工作开始走上了法制化的轨道。乡村医生必须认真学习《执业医师法》和《乡医条例》，增强法律意识，提高职业道德和业务素质，依法行医。

根据《执业医师法》规定，在乡村医疗卫生机构中向村民提供预防、保健和一般医疗服务的乡村医生，符合《执业医师法》有关规定的，可以依法取得执业医师资格或者执业助理医师资格，不具备《执业医师法》规定的执业医师资格或者执业助理医师资格的乡村医生，适用《乡医条例》，乡村医生的管理由当地人民政府卫生行政主管部门负责，应当定期组织多种形式的相关培训；具有学历教育资格的医学教育机构，应当按照国家有关规定开展农村医学学历教育和适宜性技术培训。国家鼓励取得执业医师资格证或者执业助理医师资格证的人员，开办医疗卫生机构，可以在村卫生室向村民提供预防、保健、医疗服务。

乡村医生，是指尚未取得执业医师资格或者执业助理医师资格，经注册在村医疗卫生机构从事预防、保健和一般医疗服务的卫生技术人员。

为了提高乡村医生的职业道德和业务素质，加强乡村医生从业管理，保护乡村医生的合法权益，保障村民获得初级卫生保健服务，2003年8月5日国务院发布了《乡村医生从业管理条例》，自2004年1月1日起施行。《乡村医生从业管理条例》有总则、执业注册、执业规则、培训与考核、法律责任、附则6章，共49条。

（二）四川省合格村医培训管理与考核评价

教学管理是实施"四川省合格村医培训工程"的关键环节。为了精准、高效、顺利实施村医培训工程，圆满完成省委、省政府下达的村医培训各项任务，成立省、市、县三级村医培训领导小组和教学管理办公室，制定四川省合格村医培训教学管理办法（详见附件），实行省和市（州）县三级管理，层层落实管理责任，充分保证村医培训各项工作落到实处。

附：一、四川省合格村医培训管理办法

为了全面落实《深度贫困县卫生计生人才振兴工程》，切实增强四川省乡村医生医疗卫生服务能力，改变乡村人民

群众"因病致贫，因病返贫"现状，由省卫计委统筹，四川护理职业学院和各市（州）组织各县分别承办乡村医生达标师资培训班、乡村医生达标培训班，实现"一村一医"培训提能，维护和增进人民群众健康的目标。特制定《四川省合格村医培训教学管理办法》（以下简称"办法"）。

（一）教学准备

第一条　严格按照省卫计委的要求，制定切实可行的培训方案，合理安排课程、师资、教学场地。

第二条　培训大纲、教材与教辅资料等所有培训教学相关资料，开课前一周全部准备到位。

第三条　教师严格按照培训大纲，根据参培人员的学情，充分备课，以每堂课2学时为单位，认真制定授课计划和准备授课教案。

（二）课堂教学

第四条　按照培训大纲要求，合格村医培训分县级集中培训和乡镇分片培训，其中县级集中培训一周，乡镇分片区培训每月不少于1次，任何单位与个人不能随意调整培训大纲。

第五条　合格村医集中培训课程分为理论与实践教学两个部分。各级培训机构严格按照"1+N"培训模式组织教学，"1"指按照省上统一指定的培训大纲和教材规定要求，参照大纲内容不低于70%，"N"指各地、市、州、县根据地方常见病、多发病设置部分地方特色的课程模块，30%以内，也可以全部按照统一的教学计划和大纲执行，自主开发设置模块的县、市（州）级教学团队的课程，需在省级教学管理部门进行备案同意后方可实施，以保证培训的目标达成。各教学团队要认真开展理论与实践教学，凡涉及专业知识与技能部分，原则上要求进行"理实一体化"教学。

第六条　在教学中注重因材施教、理论联系实际，加强

"三基",增强合格村医培训的科学性、针对性和实用性。充分借助网络、多媒体、富媒体等现代教育技术,其教学方法、教学手段运用得当,先进熟练。

第七条 加强教学过程管理,及时发现和处理问题,善于收集和反馈意见,保证良好的培训秩序和培训效果。

(三)教学巡视检查

第八条 合格村医培训各级教学管理办公室应严格按照省卫计委的要求,组织教学管理相关人员,定期全面开展教学巡查,及时发现、记录和处理培训过程遇到的各种问题,监督保障合格村医培训各项工作落到实处。

第九条 省卫计委组织的各单位巡视检查人员定期或不定期开展教学巡视检查工作,应严肃认真、深入细致,做到勤政务实、甘于奉献,廉洁自律、不徇私情,严格遵守中央八项规定和省委十项规定。

(四)考核与命题

第十条 考核分为县级集中培训考核和乡镇分片培训考核,各占总成绩的70%,30%。其中县级集中培训考核需在集中培训后进行,采取理论知识考核与操作技能考核相结合的方式进行,总分100分(理论知识40分、操作技能60分),理论知识和操作技能考题由各县从省上统一制定的题库中抽取。乡镇分片培训考核由乡镇卫生院具体实施,主要采取过程性考核方式。

第十一条 题库的建设应紧扣合格村医培训大纲要求,科学合理命制试题,命题广度、难度、深度适中,各县根据合格村医培训大纲和内容合理组卷。理论知识考核时间为1小时,考试题量为40题,考试题型包含客观题和主观题两个部分,客观题占60%,主观题占40%。技能操作考试范围包含合格村医培训大纲中所有的实训项目。

第十二条 按照省级教学管理办公室的要求,科学合理地安排考试的主考、监考、巡考、考务人员与考试场地，组织严密，考风考纪严格，无因考试组织与管理不当所造成的安全或违纪、违规事件发生。

第十三条　为充分保证考试成绩的客观、公平、公正性，各培训机构应采取统一阅卷、流水作业，确保考试成绩准确无误。

第十四条　各县级卫生计生行政部门负责组织实施本地的合格村医考核工作，综合得分 60 分以上的认定为合格，并由各地发放省上统一制式的《四川省乡村医生培训合格证》，考核结果记入本人业务技术档案，作为其年度业务考核、执业注册与再注册的必备条件之一。

（六）教学文件资料管理

第十五条　合格村医培训教学文件资料是检查评价相关各级机构落实"四川省合格村医培训工程"、参培人员发放培训合格证的重要依据，是开展项目研究的必备条件。合格村医培训相关各级机构必须高度重视教学文件资料的记录、收集、整理，做到记录及时准确、收集整理分类清晰明了，考勤、检查记录、试题、试卷、成绩分析等归档保存完整无缺。

第十六条　本办法由省级教学管理办公室负责解释。

二、市（州）县合格村医培训效果考核评价

各市（州）县对每年组织的合格村医培训须进行效果测查，考核评价参照下表执行。

表1-1　参培学员对合格村医培训效果测评表

考评指标	分值	得分
1. 培训教师严格按计划实施教学，备课充分，圆满完成各项培训任务	10	

2．培训教师理论联系实际，讲解形象生动、深入浅出，教学内容具有很强的科学性、针对性、实用性	15
3．在实践教学中，培训教师精心示范、耐心指导，及时发现和纠正操作失误，参培教师受益匪浅	15
4．在教学过程中，培训教师善于借助网络、多媒体、富媒体等现代教育技术，其教学方法、教学手段运用得当，先进熟练	10
5．培训教师紧贴培训内容，适量、适度布置作业，作业批阅认真细致，对培训课程的学习理解有很大帮助	10
6．加强教学过程管理，及时发现和处理问题，善于收集和反馈意见，管理严谨规范，保证了良好的培训秩序	10
7．培训学习保障有力、服务热情周到，为参培教师创造了良好的学习、生活和工作条件	10
8．培训考试组织严密，考风考纪要求严格，考核成绩客观、公平、公正	10
9．组织培训的各类管理人员、培训教师严守职业道德规范，以身作则，为人师表	10
合计得分	

市（州）县：　　　　　　　测评人签字：　年　月　日

三、合格村医培训考评结果运用

（一）合格村医培训参培学员考评结果运用

1．取得合格村医培训合格证书的学员，获得Ⅱ类继续教育学分5分。

2．取得合格村医培训合格证书的学员，《乡村医生管理条例》要求的培训当年免训。

3．培训合格证书，作为乡村医生执业注册与再注册的必备条件。

4．培训合格证书，作为乡村医生年度业务考核的重要依据。

（二）合格村医培训市（州）县考评结果运用

1．考评结果全省通报，并纳入所在部门和市（州）县卫计委当年的绩效考核。

2．考评结果，作为实施《合格村医培训工程》相关管理人员年度业务考核、评优选先的重要依据。

（王建鹏　姚永萍）

第三节　医患沟通

为满足患者健康需求，乡村医生在医疗活动中与患者的沟通必不可少。良好的沟通对疾病的康复非常有益，医患沟通能力是医生在医疗行为中的重要技能。

一、医患沟通概述

（一）医患沟通相关概念

1．沟通　沟通是信息的传递和交流过程，是人与人之间、人与群体之间思想、情感、需要、态度等心理因素的传递和反馈过程。

2．医患沟通　医患沟通是医务人员在解决患者疾病与健康问题的基础上，与患者之间的专业性信息交流方式。

（二）医患沟通的特点

1．职业性　由于医务人员和患者之间的特殊专业关系，医患沟通有其特定的内容、形式和目的，沟通效果在很大程度上受职业情感和专业知识技能影响。

2．治疗性　医务人员通过沟通评估患者的忧虑，表达理解与同情，提供支持，创造一种有效的治疗性医患关系，促进患者健康恢复。

3．双向性 主张采用共同参与的医患关系模式，有效地实现信息的双向传递。

4．平等性 在医患双方是平等的关系，医患沟通中不能居高临下使用命令式语言。

（三）医患沟通的作用

医患沟通与医疗服务的各个环节紧密相关，医患沟通的作用体现在以下几点：

1．建立良好医患关系。

2．取得患者信任和支持。

3．有效开展健康教育和健康指导。

4．化解医患矛盾，调节医疗纠纷。

二、医患沟通的障碍与处理

近年来，我国普遍存在医患关系紧张的状况。信息传递与理解上的差异，医患双方沟通不畅等原因影响着医患关系。

（一）常见的医患沟通障碍

阻碍医患沟通的因素较多，包括来自医患双方的原因，主要有以下方面：

1．医学知识不对称。

2．沟通方式不当。

3．负面心理因素的影响。

4．信任程度不够。

（二）医患沟通策略

加强医患沟通是一项涉及医患双方的系统工程。医务人员在提供医疗保健服务过程中起主导作用，改善医患关系的措施主要着眼于对医务人员的要求。医务工作者在不断强化专业知识和技术水平的过程中，要注意培养良好的道德品质和心理素质，树立新医学模式下的医学观，关心患者的心理社会需求。此外，在职业生涯中，不断学习提高沟通的水平和技能，对每位乡村医生都是非常重要的。医患沟通是一门艺术，也是一种技术，要注意沟通中言语和非言语运用的方式、技巧。

1．言语沟通

言语沟通是信息交流的一个重要方式，尤其是口头言语。与患者交谈应注意以下方面：

（1）尊重患者：沟通时，医生可根据患者年龄、性别、职业特点等，选择合适的称谓，多用尊称。医生得体的称呼会使患者感到尊重、亲切，有利于融洽医患关系。

（2）了解地方语言：为更好地理解患者对病情的描述，乡村医生应对地方语言有所了解，熟悉地方语言是乡村医生开展工作的基础。

（3）注意倾听：专注地倾听可使患者获得心理上的安全感、信任感，增进患者交谈的主动性。

（4）学会心理换位：在交谈中医务人员应设身处地从患者的角度去理解体会其所谈的问题，会促进医患双方认识一致性，提升交谈效果。

（5）抓住主要问题：有效的沟通需要传递与沟通目标相关的信息，医生应结合交谈目的，抓住主要问题，以提高交谈效率。

（6）善于引导话题：在采集病史、了解病情变化的过程中，除了坚持用心倾听外，还应巧妙、有分寸地引导患者讲诉清楚病史和病情的变化。

（7）恰当应对反应：根据谈话的内容和情景，医务人员用适当方式来应答患者的谈话，可以起到鼓励患者交谈的作用，是交谈顺利进行的保障。

（8）把握语调语速：对不同的对象，语言的速度、音量都应有所不同。对老人、虚弱的患者，要注意语速慢些，以简练清晰的语言传递信息。

（9）语言通俗实在：沟通中，医生应注意将医学术语转化为乡亲容易理解的、通俗的语言，跟村民讲话一定要诚恳、实在，不讲大话、空话。

2．非言语沟通

医患沟通过程是言语沟通和非言语沟通的综合。医患双方都可通过对表情、动作、仪表、周围环境等信息的理解，来增进对对方的认识，从而达到沟通的目的。常用的非言语技巧有：

（1）重视仪表：医生穿戴得体，态度和蔼，行为稳重，给患者以亲切、安全感。

（2）举止端庄：医患沟通中，医生得体的言谈，大方的举止，沉稳的作风等，可使患者产生信任感，增强战胜疾病的信心。

（3）目光接触：医生要善于发现患者目光中传递的信息，从而调整医患沟通内容与方式；也要善于运用目光接触，表达对患者的接纳、重视、关心和支持。

（4）人际距离：沟通过程中，医生可根据性别、年龄和情感表达的需要等因素，调整医患沟通时的空间距离。

（5）身体接触：医生恰当的身体接触，会产生良好的沟通效果。例如：为呕吐患者轻拍背部；搀扶座椅上的老年患者起身等，能够表达医生对患者的体贴，增进医患关系。

（曹璐　付能荣）

第二章　基层医疗卫生服务

第一节　基本公共卫生服务

一、免疫规划程序

国家实施扩大免疫规划后，通过免费接种 14 种疫苗，可预防乙型肝炎、结核病、脊髓灰质炎、百日咳、白喉、破伤风、麻疹、甲型肝炎、流行性脑脊髓膜炎、流行性乙型脑炎、风疹、流行性腮腺炎、流行性出血热、炭疽和钩端螺旋体病等 15 种传染病。我国免疫规划程序见表 2-1。

二、健康教育

健康教育是指通过信息传播和行为干预，帮助个人和群体掌握卫生保健知识，树立健康观念，自愿采纳有利于健康的行为、生活方式的教育活动与过程。健康教育的核心是帮助人们树立健康意识，建立健康的行为和生活方式，追求的是"知 - 信 - 行"的统一，知识是基础，信念是动力，行为是目标。其目的是消除或减轻影响健康的危险因素，预防疾病，促进健康和提高生活质量。

（一）健康教育内容

1. 宣传普及《中国公民健康素养——基本知识与技能（2015 年版）》。配合有关部门开展公民健康素养促进行动。

2. 对青少年、妇女、老年人、残疾人、0 ~ 6 岁儿童家长等人群进行健康教育。

3. 开展合理膳食、控制体重、适当运动、心理平衡、改善睡眠、限盐、控烟、限酒、科学就医、合理用药、戒毒等健康生活方式和可干预危险因素的健康教育。

4. 开展心脑血管、呼吸系统、内分泌系统、肿瘤、精

表2-1 我国免疫规划疫苗免疫程序表

疫苗	接种对象 月（年）龄	接种剂次	接种部位	接种途径	接种剂量/剂次	备注
乙肝疫苗	0、1、6月龄	3	上臂三角肌	肌内注射	酵母苗 5μg/0.5ml，CHO苗 10μg/1ml，20μg/1ml	出生后24小时内接种第1剂次，第1、2剂次间隔≥28天
卡介苗	出生时	1	上臂三角肌中部略下处	皮内注射	0.1ml	预防肺结核
脊灰疫苗	2、3、4月龄，4周岁	4		口服	1粒	第1、2剂次、第2、3剂次间隔均≥28天
百白破疫苗	3、4、5月龄，18～24月龄	4	上臂外侧三角肌	肌内注射	0.5ml	第1、2剂次、第2、3剂次间隔均≥28天
白破疫苗	6周岁	1	上臂三角肌	肌内注射	0.5ml	
麻风疫苗（麻疹疫苗）	8月龄	1	上臂外侧三角肌下缘附着处	皮下注射	0.5ml	
麻腮风疫苗（麻疹疫苗、麻腮疫苗、麻疹疫苗）	18～24月龄	1	上臂外侧三角肌下缘附着处	皮下注射	0.5ml	

续表

疫苗	接种对象 月（年）龄	接种剂次	接种部位	接种途径	接种剂量/剂次	备注
乙脑减毒活疫苗	8月龄、2周岁	2	上臂外侧三角肌下缘附着处	皮下注射	0.5ml	
A群流脑疫苗	6~18月龄	2	上臂外侧三角肌附着处	皮下注射	30μg/0.5ml	第1、2剂次间隔3个月
A+C流脑疫苗	3周岁、6周岁	2	上臂外侧三角肌附着处	皮下注射	100μg/0.5ml	2剂次间隔≥3年；第1剂次与A群流脑疫苗第2剂次间隔≥12个月
甲肝减毒活疫苗	18月龄	1	上臂外侧三角肌附着处	皮下注射	1ml	
出血热疫苗（双价）	16~60周岁	3	上臂外侧三角肌	肌内注射	1ml	接种第1剂次后14天接种第2剂次，第3剂次在第1剂次接种后6个月接种
炭疽疫苗	炭疽疫情发生时，病例或病畜间接接触者及疫点周围高危人群	1	上臂外侧三角肌附着处	皮上划痕	0.05ml（2滴）	病例或病畜的直接接触者不能接种

续表

疫苗	接种对象 月（年）龄	接种 剂次	接种部位	接种途径	接种剂量/剂次	备注
钩体疫苗	流行地区可能接触疫水的7～60岁高危人群	2	上臂外侧三角肌附着处	皮下注射	成人 第1剂0.5ml，第2剂1.0ml，7～13岁剂量减半	接种第1剂次后7～10天接种第2剂次
乙脑灭活疫苗	8月龄（2剂次），2周岁，6周岁	4	上臂外侧三角肌下缘附着处	皮下注射	0.5ml	第1，2剂次间隔7～10天
甲肝灭活疫苗	18月龄，24～30月龄	2	上臂三角肌附着处	肌内注射	0.5ml	2剂次间隔≥6个月

神疾病等重点慢性非传染性疾病和结核病、肝炎、艾滋病等重点传染性疾病的健康教育。

5. 开展食品卫生、职业卫生、放射卫生、环境卫生、饮水卫生、学校卫生和计划生育等公共卫生问题的健康教育。

6. 开展突发公共卫生事件应急处置、防灾减灾、家庭急救等健康教育。

7. 宣传普及医疗卫生法律法规及相关政策。

（二）服务形式及要求

1. 提供健康教育资料

（1）发放印刷资料：印刷资料包括健康教育折页、健康教育处方和健康手册等。放置在乡镇卫生院、村卫生室、社区卫生服务中心（站）的候诊区、诊室、咨询台等处。每个机构每年提供不少于12种内容的印刷资料，并及时更新补充，保障使用。

（2）播放音像资料：音像资料为视听传播资料，如VCD、DVD 等各种影音视频资料。机构正常应诊的时间内，在乡镇卫生院、社区卫生服务中心门诊候诊区、观察室、健康教育室等场所或宣传活动现场播放。每个机构每年播放音像资料不少于 6 种。

2. 设置健康教育宣传栏

乡镇卫生院和社区卫生服务中心宣传栏不少于 2 个，村卫生室和社区卫生服务站宣传栏不少于 1 个，每个宣传栏的面积不少于 2 平方米。宣传栏一般设置在机构的户外、健康教育室、候诊室、输液室或收费大厅的明显位置，宣传栏中心位置距地面 1.5 ～ 1.6 米高。每个机构每 2 个月最少更换 1 次健康教育宣传栏内容。

3. 开展公众健康咨询活动

利用各种健康主题日或针对辖区重点健康问题，开展健康咨询活动并发放宣传资料。每个乡镇卫生院、社区卫生服务中心每年至少开展 9 次公众健康咨询活动。

4. 举办健康知识讲座

定期举办健康知识讲座，引导居民学习、掌握健康知识及必要的健康技能，促进辖区内居民的身心健康。每个乡镇卫生院和社区卫生服务中心每月至少举办 1 次健康知识讲座，村卫生室和社区卫生服务站每两个月至少举办 1 次健康知识讲座。

5. 开展个体化健康教育

乡镇卫生院、村卫生室和社区卫生服务中心（站）的医务人员在提供门诊医疗、上门访视等医疗卫生服务时，要开展有针对性的个体化健康知识和健康技能的教育。

三、重点人群健康管理

辖区内重点人群指常住居民（指居住半年以上的户籍及非户籍居民）中的 0～6 岁儿童、孕产妇、老年人、慢性病患者、严重精神障碍患者和肺结核患者，对重点人群除了建立居民健康档案外，还应按照《规范》进行相应管理。

（一）0～6 岁儿童健康管理

1. 新生儿家庭访视　新生儿出院后 1 周内，医务人员到新生儿家中进行，了解出生时情况、预防接种情况、新生儿疾病筛查情况等。

2. 新生儿满月健康管理　新生儿出生后 28～30 天，在乡镇卫生院、社区卫生服务中心进行随访。

3. 婴幼儿健康管理　满月后的随访服务均应在乡镇卫生院、社区卫生服务中心进行，偏远地区可在村卫生室、社区卫生服务站进行，时间分别在 3、6、8、12、18、24、30、36 月龄时，共 8 次。在儿童 6、12、18、24、30、36 月龄时，对儿童家长进行儿童中医药健康指导。

4. 学龄前儿童健康管理　为 4～6 岁儿童每年提供一

次健康管理服务。

（二）孕产妇健康管理

1．孕期管理　孕 13 周前由孕妇居住地的乡镇卫生院、社区卫生服务中心建立《母子健康手册》。在整个妊娠期间至少提供 5 次产前检查，孕早期至少进行 1 次，孕中期至少2 次（可分别在孕 16 ~ 20 周、孕 21 ~ 24 周各检查 1 次），孕晚期至少 2 次（28 ~ 36 周、37 ~ 40 周各一次，至少 1 次在 36 周进行）。

2．产后管理　在收到产妇分娩信息后应于产妇出院 1周内到产妇家中进行产后访视。乡镇卫生院、社区卫生服务中心为正常产妇做产后 42 天健康检查，异常产妇到原分娩医疗卫生机构检查。

（三）老年人健康管理

每年为辖区内 65 岁及以上常住居民提供 1 次健康管理服务，包括生活方式和健康状况评估、体格检查、辅助检查和健康指导。同时提供 1 次中医药健康管理服务，内容包括中医体质辨识和中医药保健指导。

（四）高血压患者健康管理

对辖区内 35 岁及以上常住居民，每年为其免费测量 1次血压（非同日三次测量），对高危人群每半年至少测量 1次血压，并接受医务人员的生活方式指导。

对原发性高血压患者，每年进行 1 次较全面的健康检查，至少 4 次面对面随访，并进行分类干预。

（五）2 型糖尿病患者健康管理

对 35 岁及以上 2 型糖尿病高危人群进行有针对性的健康教育，建议其每年至少测量 1 次空腹血糖，并接受医务人员的健康指导。

对确诊的 2 型糖尿病患者，每年进行 1 次较全面的健康检查，4 次免费空腹血糖检测，至少进行 4 次面对面随访，并进行分类干预。

（六）严重精神障碍患者健康管理

对诊断明确、在家居住的严重精神障碍患者，主要包括精神分裂症、分裂情感性障碍、偏执性精神病、双相情感障碍、癫痫所致精神障碍、精神发育迟滞伴发精神障碍，按照要求填写严重精神障碍患者个人信息补充表。

对应管理的严重精神障碍患者每年至少随访 4 次，每次随访应对患者进行危险性评估，并对患者进行分类干预。在患者病情许可的情况下，征得监护人与（或）患者本人同意后，每年进行 1 次健康检查。

（七）肺结核患者健康管理

乡镇卫生院、村卫生室、社区卫生服务中心（站）接到上级专业机构管理肺结核患者的通知单后，要在 72 小时内访视患者。若 72 小时内 2 次访视均未见到患者，则将访视结果向上级专业机构报告。对于由医务人员督导的患者，医务人员至少每月记录 1 次对患者的随访评估结果；对于由家庭成员督导的患者，基层医疗卫生机构要在患者的强化期或注射期内每 10 天随访 1 次，继续期或非注射期内每 1 个月随访 1 次；同时进行分类干预。

四、法定传染病及突发公共卫生事件

（一）法定传染病

1. 传染病的流行过程

传染病的流行必须具备三个环节，即传染源、传播途径和人群易感性，三个环节必须同时存在，才能构成传染病流行。影响流行过程的因素包括自然因素和社会因素。

2. 传染病的预防与控制

（1）传染病疫情报告管理

1）法定传染病分为甲类、乙类、丙类共 39 种。

甲类（2种）：鼠疫、霍乱。

乙类（26种）：传染性非典型肺炎、艾滋病（艾滋病病毒感染者）、病毒性肝炎、脊髓灰质炎、人感染高致病性禽流感、麻疹、流行性出血热、狂犬病、流行性乙型脑炎、登革热、炭疽、细菌性和阿米巴性痢疾、肺结核、伤寒和副伤寒、流行性脑脊髓膜炎、百日咳、白喉、新生儿破伤风、猩红热、布鲁氏菌病、淋病、梅毒、钩端螺旋体病、血吸虫病、疟疾、人感染H7N9禽流感。

丙类（11种）：流行性感冒、流行性腮腺炎、风疹、急性出血性结膜炎、麻风病、流行性和地方性斑疹伤寒、黑热病、包虫病、丝虫病，除霍乱、细菌性和阿米巴性痢疾、伤寒和副伤寒以外的感染性腹泻病、手足口病。

2）传染病疫情的发现、登记和报告

医疗机构执行首诊负责制，负责传染病信息报告管理要求的落实。首诊医生在诊疗过程中发现传染病患者及疑似患者后，做好疫情登记，按要求填写《传染病报告卡》，并按规定时限进行网络报告。

（2）传染病预防和控制措施

1）针对传染源的措施：①针对患者：早发现、早诊断、早报告、早隔离、早治疗（即"五早"）。②针对病原携带者：做好登记、管理和随访。③针对接触者的措施：采取应急接种、药物预防、医学观察、隔离或留验等措施。④对动物传染源的措施：捕杀、焚烧、深埋或者隔离治疗。

2）针对传播途径的措施：包括预防性消毒、疫源地消毒、杀虫等措施。

3）针对易感人群的措施：包括免疫预防、药物预防、做好个人防护等措施。

（二）突发公共卫生事件

1. 突发公共卫生事件的定义、分级

突发公共卫生事件是指突然发生，造成或者可能造成社会公众健康严重损害的重大传染病疫情、群体性不明原因疾病、重大食物和职业中毒以及其他严重影响公众健康的事件，分为特别重大（Ⅰ级）、重大（Ⅱ级）、较大（Ⅲ级）和一般（Ⅳ级）四级。

2．报告内容、方式、时限及处理

（1）报告内容：突发公共卫生事件报告分为初次报告、进程报告、结案报告。报告主要内容包括：事件名称、事件类别、发生时间、地点、涉及的地域范围、人数、主要症状与体征、可能的原因、已经采取的措施、事件的发展趋势等。

（2）报告方式、时限和程序：责任报告单位和责任报告人，应当在2小时内以电话或传真等方式向属地疾病预防控制机构报告，具备网络直报条件的同时进行网络直报。

（3）突发公共卫生事件的处理：包括患者医疗救治和管理、传染病密切接触者的管理、流行病学调查、疫点疫区处理、应急接种和预防性服药、宣传教育等。

（三）消毒、杀虫、灭鼠

1．基本概念

（1）消毒：清除或杀灭传播媒介上病原微生物，使其达到无害化的处理。

（2）灭菌：杀灭或清除医疗器械、器具和物品上一切微生物的处理，包括杀灭细菌牙孢、病毒和真菌等。

2．常用的消毒方法

针对常见的医务人员手消毒、皮肤消毒、家用物品消毒、玩具消毒、餐（饮）具消毒、清洁用品消毒等，常采用物理（如高温、紫外线消毒）、化学（如消毒剂消毒）及生物三种消毒方法。

3．常用消毒剂的使用方法

（1）含碘类消毒剂

1）碘伏：适用于手、皮肤、黏膜及伤口的消毒，常用擦拭法或冲洗法。

2）碘酊：直接涂擦，用于注射及手术部位皮肤的消毒，不宜用于破损皮肤、眼及口腔黏膜的消毒。

（2）酒精

适用于手、皮肤、物体表面及诊疗器械的消毒，常用浸泡法或擦拭法。

（3）含氯制剂

适用于餐（茶）具、环境、水、疫源地等消毒。常用浸泡、擦拭、喷洒与干粉消毒等方法。

4. 常见杀虫药、灭鼠药

（1）常见杀虫药：包括有机氯类（滴滴涕）、有机磷类（敌敌畏）、氨基甲酸酯类、拟除虫菊酯类。灭蚊主要采用室内滞留喷洒、空间喷洒、杀灭幼虫等方法；灭蝇主要采用毒饵、毒蝇绳、滞留喷洒灭蝇剂等方法。

（2）常见灭鼠药：包括速效灭鼠剂（磷化锌、毒鼠磷）和缓效灭鼠剂（敌鼠钠盐、溴敌隆）。投放毒饵，室内可放在洞口和活动场所，灭野鼠可按洞投、洞群投、等距投等方法。

第二节　分级诊疗与转诊服务

一、分级诊疗

分级诊疗制度建设，是合理配置医疗资源、促进基本医疗卫生服务均等化的重要举措，是深化医改、建立中国特色基本医疗卫生制度的重要内容。分级诊疗的内涵和基本原则如下。

1. 分级诊疗制度的内涵　概括起来16个字，即基层首诊、双向转诊、急慢分治、上下联动。

建立分级诊疗制度，需实现慢性病、常见病、多发病的基层首诊和转诊，并构建布局合理、层级优化、功能完善、协同联动的城乡医疗卫生服务体系，结合疾病诊疗特点，围绕患者预防、治疗、康复、护理等不同需求提供科学、适宜、连续、高效的诊疗服务。

2．分级诊疗的基本原则　总的原则是以人为本、群众自愿、统筹城乡、创新机制。

推进建立分级诊疗制度要坚持政府主导，从医疗服务体系结构布局、资源投入与配置、各级各类医疗机构设置规划入手，协调组织相关部门做好分级诊疗各项制度的设计和实施工作。要结合经济社会和卫生事业发展实际，因地制宜，合理选择分级诊疗模式，既符合医学科学基本规律，又体现创新性，兼顾人民群众、医疗机构、医务人员等各方责权利。

3．分级诊疗的目标　提出两步走的分级诊疗制度建设目标，计划在十三五期间基本实现。第一阶段主要是规范就医秩序。第二阶段核心目标是基本建立符合我国国情的分级诊疗制度。

4．基层医疗机构的职责　基层医疗卫生机构为常见病、多发病患者提供诊疗服务，会同康复医院、护理院等慢性病医疗机构为诊断明确、病情稳定的慢性病患者、康复期患者、老年病患者、晚期肿瘤患者等提供治疗、康复、护理服务。

二、转诊服务

在分级诊疗体系中，转诊主要体现为双向转诊，是接诊医师和所在医疗机构根据病情需要而进行的上下级医院间、专科医院间或综合医院与专科医院间的转院诊治的过程。它有纵向转诊、横向转诊两种形式。纵向转诊，即下级医疗对于超出本院诊治范围的患者或在本院确诊，治疗有困难的患者转至上级医院就医；反之，上级医院对病情得到控制后相对稳定的患者，亦可转至下级医院继续治疗。横向转诊，即综合医院可将患者转至同级专科医院治疗，专科医院亦可将出现其他症状的患者转至同级综合医院处置。同样，不同的专科医院之间也可进行上述转诊活动。

在转诊服务中，重点注意以下几点：

1．评估患者转诊前的病情，做好转诊前危重患者的紧急处置和一般患者的告知事项，保障转诊过程中患者的生命安全。

2．负责与双向转诊医院转诊机构和人员的联系，按流程实施转诊。

3．特殊疾病如急性传染病、精神病、三无人员等需按规定进行转诊。

4．提供患者在本院或者外院就诊的病历、转院记录、重要的检查报告如 CT、X 线片等。

5．转诊需征得患者及家属书面的同意，并就转诊事项进行充分沟通。

6．转诊应当符合就近和最利于患者救治原则。

（夏　川）

第三章 常见症状和体征

症状是指患者主观感受到不适或痛苦的异常感觉或病态改变。症状是医师进行疾病调查的第一步，是问诊的主要内容，是诊断、鉴别诊断的重要线索和主要依据，也是反映病情的重要指标之一。疾病的症状很多，同一疾病可有不同的症状，不同的疾病又可有某些相同的症状，因此，在诊断疾病时必须结合临床所有资料，综合分析，切忌单凭某一个或几个症状而做出诊断。

第一节 发 热

正常人体温在相对恒定的范围内，当机体在致热原或各种原因作用下引起体温调节中枢的功能障碍时，体温升高超出正常范围，称为发热。

一、正常体温与生理变异

正常人体温一般为 36～37℃，受个体差异及体内外因素的影响而稍有波动。在 24 小时内下午体温较早晨稍高，剧烈运动、劳动或进餐后体温也可略升高，但一般波动范围不超过 1℃。体温可随年龄与性别有生理性变异：老年人因代谢率较低，其体温低于青壮年。幼儿的高级神经系统尚未发育完善，调节能力较差，波动度较成人为大，易引起发热。妇女在月经前及妊娠期体温稍高于正常。另外，在高温环境下体温也可稍升高。

二、病因与分类

引起发热的病因甚多，临床上可区分为感染性与非感染性两大类，以前者为多见。

1．感染性发热　各种病原体，如病毒、细菌、支原体、立克次体、螺旋体、真菌、寄生虫等引起的感染，均可出现发热。

2．非感染性发热　主要有下列几类原因。

（1）无菌性坏死物质的吸收：如大手术后组织损伤、内出血、大面积烧伤、内脏梗死或肢体坏死、癌、白血病、淋巴瘤等。

（2）抗原 - 抗体反应：如风湿热、血清病、药物热、结缔组织病等。

（3）内分泌与代谢疾病：如甲状腺功能亢进症、重度脱水等。

（4）皮肤散热减少：如广泛性皮炎、慢性心力衰竭等引起的发热，一般为低热。

（5）体温调节中枢功能失常：如中暑、日射病、重度安眠药中毒、脑出血、脑震荡等。高热无汗是这类发热的特点。

（6）自主神经功能紊乱：多为低热，常伴有自主神经功能紊乱的其他表现。常见的功能性低热有：原发性低热、感染后低热、夏季低热、生理性低热等。

三、临床表现

1．发热的分度　按发热的高低（以口腔测量为准）可分为：

低热 37.3 ～ 38℃

中等度热 38.1 ～ 39℃

高热 39.1 ～ 41℃

超高热 41℃以上

2．发热的临床过程及特点　急性发热的临床经过一般分为以下三个阶段：

（1）体温上升期：体温上升期常有疲乏无力、肌肉酸痛、皮肤苍白、畏寒或寒战等现象。体温上升有两种方式：①骤升型：体温在几小时内达 39 ～ 40℃或以上，常伴有寒战。小儿易发生惊厥。见于疟疾、大叶性肺炎、败血症、流行性感冒、急性肾盂肾炎、输液或某些药物反应等。②缓升型：体温逐渐上升在数日内达高峰，多不伴寒战。如伤寒、结核病等所致的发热。

（2）高热期：体温上升达高峰之后保持一定时间，此期寒战消失，皮肤发红并有灼热感，呼吸加快变深，开始出汗并逐渐增多。

（3）体温下降期：此期表现为出汗多，皮肤潮湿。体温下降有两种方式：①骤降：是指体温于数小时内迅速下降至正常，有时可略低于正常，常伴有大汗淋漓。常见于疟疾、急性肾盂肾炎、大叶性肺炎及输液反应等。②渐降：指体温在数天内逐渐降至正常，如伤寒、风湿热等。

四、热型及临床意义

将在一定间隔时间内检测到的患者的体温结果，记录在体温单上并把各次体温数值点连接成线即为体温曲线，发热时的体温曲线称为热型。不同的病因所致发热的热型也常不同。临床上常见的热型如下。

1．稽留热　体温恒定地维持在 39 ～ 40℃以上的高水平，达数天或数周，24 小时内体温波动范围不超过 1℃。常见于大叶性肺炎、斑疹伤寒及伤寒高热期。

2．弛张热　又称败血症热型。体温常在 39℃以上，波动幅度大，24 小时内波动范围超过 2℃，但都在正常水平以上。常见于败血症、风湿热、重症肺结核及化脓性炎症等。

3．间歇热　体温骤升达高峰后持续数小时，又迅速降至正常水平，无热期（间歇期）可持续 1 天至数天，如此高热期与无热期反复交替出现。见于疟疾、急性肾盂肾炎等。

4．波状热　体温逐渐上升达 39℃ 或以上，数天后又逐渐下降至正常水平，持续数天后又逐渐升高，如此反复多次，常见于布氏杆菌病。

5．回归热　体温急骤上升至 39℃ 或以上，持续数天后又骤然下降至正常水平。高热期与无热期各持续若干天后规律性交替一次。可见于回归热、霍奇金病等。

6．不规则热　发热的体温曲线无一定规律，可见于结核病、风湿热、支气管肺炎等。

五、伴随症状

1．伴寒战　见于大叶性肺炎、败血症、急性胆囊炎、急性肾盂肾炎、流行性脑脊髓膜炎、疟疾、钩端螺旋体病、急性溶血或输血反应等。

2．伴结膜充血　见于麻疹、流行性出血热、斑疹伤寒、钩端螺旋体病等。

3．伴单纯疱疹　多出现于急性发热性疾病，常见于大叶性肺炎、流行性脑脊髓膜炎、间日疟、流行性感冒等。

4．伴淋巴结肿大　见于传染性单核细胞增多症、风疹、淋巴结结核、局灶性化脓性感染、白血病、淋巴瘤等。

5．伴肝脾大　见于传染性单核细胞增多症、病毒性肝炎、肝及胆道感染、疟疾、白血病、淋巴瘤、急性血吸虫病等。

6．伴皮肤黏膜出血、发热可见于重症感染及某些急性传染病，如流行性出血热、病毒性肝炎、斑疹伤寒、败血症等。

7．伴关节肿痛　见于败血症、猩红热、布氏杆菌病、风湿热、结缔组织病、痛风等。

8．伴皮疹　见于麻疹、猩红热、风疹、水痘、斑疹伤寒、药物热等。

9．伴昏迷　先发热后昏迷者常见于流行性乙型脑炎、斑疹伤寒、流行性脑脊髓膜炎、中毒型细菌性痢疾、中暑等；先昏迷后发热者见于脑出血、巴比妥类中毒等。

六、问诊要点

1．起病时间、季节、起病缓急、病程、热度、频度（间歇性或持续性）、诱因。

2．有无畏寒、寒战、大汗或盗汗。

3．伴随症状询问，是否伴有如咳嗽、咳痰、咯血、胸痛；腹痛、呕吐、腹泻；尿频、尿急、尿痛；皮疹、出血、头痛、肌肉及关节痛等。

4．患病以来一般情况，如精神状态、食欲、体重改变、睡眠及大小便情况。

5．诊治经过（药物、剂量、疗效），特别是对抗生素、退热药、糖皮质激素、强心药、抗结核药等进行合理药效评估。

6．传染病接触史、疫水接触史、手术史、流产或分娩史、服药史、职业特点等可对相关疾病的诊断提供重要线索。

（徐爱秋）

第二节　咳嗽与咳痰

咳嗽是人体的一种防御性反射动作，通过咳嗽可以清除呼吸道分泌物和气道异物，但长期、频繁、剧烈的咳嗽也可影响工作、休息，甚至引起喉痛、声音嘶哑和呼吸肌疼痛等，则属病理现象。咳痰是借助咳嗽将气管、支气管的分泌物或肺泡内的渗出液排出口腔外的现象。

一、病因

引起咳嗽和咳痰的病因较多，主要为肺、胸膜疾病。

1. **呼吸道疾病** 从鼻咽部到小支气管整个呼吸道黏膜受刺激时，均可引起咳嗽。

2. **胸膜疾病** 胸膜炎、胸膜间皮瘤或胸膜受到刺激（如自发性或外伤性气胸、血胸、胸膜腔穿刺）等均可引起咳嗽。

3. **心血管疾病** 当二尖瓣狭窄或左心衰竭引起肺动脉高压、肺淤血、肺水肿，或羊水、气栓、瘤栓引起肺栓塞时，肺泡与支气管内漏出物或渗出物刺激肺泡壁及支气管黏膜而导致咳嗽。

4. **胃食管反流** 是由于抗反流机制减弱，反流物的刺激和损伤所致。

5. **中枢神经因素** 从大脑皮质发出冲动传至延髓咳嗽中枢，人可随意引发咳嗽或抑制咳嗽反射，脑炎、脑膜炎也可导致咳嗽。

二、临床表现

1. **咳嗽的性质** 咳嗽无痰或痰量甚少，称干性咳嗽，见于急性咽喉炎、急性支气管炎初期、胸膜炎、喉及肺结核、二尖瓣狭窄等。咳嗽伴有痰液称湿性咳嗽，见于慢性阻塞性肺疾病（chronic obstructive pulmonary disease，COPD）、肺炎、肺脓肿、支气管扩张症、空洞型肺结核等。

2. **咳嗽的时间与节律** 突然出现的发作性咳嗽，常见于吸入刺激性气体所致急性咽喉炎、气管 - 支气管炎、气管与支气管异物、百日咳等；长期慢性咳嗽多见于慢性呼吸系统疾病，如 COPD、支气管扩张症、肺脓肿、肺结核等。此外，COPD、支气管扩张症和肺脓肿等咳嗽往往于清晨或夜间变动体位时加剧，并伴咳痰；左心衰竭、肺结核夜间咳嗽明显。

3．咳嗽的音色　指咳嗽声音的色彩和特点。如咳嗽声音嘶哑常见于喉炎、喉结核、喉癌和喉返神经麻痹等；金属音调咳嗽常见于纵隔肿瘤、主动脉瘤或支气管癌、淋巴瘤等压迫气管；阵发性连续剧烈咳嗽伴有高调吸气回声（鸡鸣样咳嗽）常见于百日咳、喉部疾病和气管受压。

4．痰的性状和量痰的性质　可分为黏液性、浆液性、黏液脓性、脓性、血性等。急性呼吸道炎症时痰量较少，多呈黏液性或黏液脓性；COPD 的痰液多为黏液泡沫样，当痰量增多，且转为脓性时，常提示急性加重；支气管扩张症、肺脓肿、支气管胸膜瘘时痰量较多，清晨与夜晚睡前增多，且排痰与体位有关，痰量多时静置后出现分层现象（上层为泡沫、中层为浆液或浆液脓性、底层为坏死组织碎屑）；脓痰有恶臭气味者，提示有厌氧菌感染；黄绿色或翠绿色痰，提示铜绿假单胞菌感染；痰白黏稠、牵拉成丝难以咳出，提示有白念珠菌感染；粉红色泡沫样痰提示急性肺水肿。

三、伴随症状

1．伴发热　可见于呼吸系统感染、胸膜炎、肺结核等。

2．伴胸痛　可见于各种肺炎、胸膜炎、支气管肺癌、肺栓塞和自发性气胸等。

3．伴呼吸困难　可见于喉炎、喉水肿、喉肿瘤、支气管哮喘、重度 COPD、重症肺炎、肺结核、大量胸腔积液、气胸及肺淤血、肺水肿、气管与支气管异物等。

4．伴大量脓痰　可见于支气管扩张症、肺脓肿、肺囊肿合并感染和支气管胸膜瘘等。

5．伴咯血　可见于肺结核、支气管扩张症、肺脓肿、支气管肺癌、二尖瓣狭窄等。

6．伴杵状指（趾） 可见于支气管扩张症、肺脓肿、支气管肺癌和脓胸等。

7．伴哮鸣音 可见于支气管哮喘、慢性支气管炎喘息型、心源性哮喘、气管与支气管异物等。

四、问诊要点

1．发病年龄、咳嗽时间长短和节律，是急性还是慢性，是突发还是渐进的，每天昼夜咳嗽有无差异，如果是长期慢性咳嗽与季节气候有何关系。

2．咳嗽程度、音色与影响因素，咳嗽程度是重是轻，是间断性还是连续性咳嗽，咳嗽的音调高低及其音色，受到不同异味刺激时咳嗽是否加重，是否伴有气喘、胸痛和发热。

3．咳嗽是否伴有咳痰，痰的颜色、性状、量，有何特殊气味，痰中是否带血。痰量多时，不同体位对咳痰有何影响，将痰收集静置后是否有分层现象等。

4．有无服药史，血管紧张素转换酶抑制剂（如卡托普利）可引起咳嗽。

（徐爱秋）

第三节 胸 痛

胸痛（chest pain）是临床上常见的症状，主要是由胸部疾病所致。胸痛的程度因个体痛阈的差异而不同，与病情轻重程度也不完全一致。

一、病因

引起胸痛的病因较多，主要为胸部疾病，10%～20%的胸痛是由于心脏以外的原因所致。

1．胸壁疾病 急性皮炎、皮下蜂窝织炎、带状疱疹、非特异性肋软骨炎、肋间神经炎、肋骨骨折、急性白血病、多发性骨髓瘤等。

2．心血管疾病 心绞痛、心肌梗死、心肌炎、急性心包炎、二尖瓣或主动脉瓣病变、主动脉瘤、主动脉夹层动脉瘤、肺栓塞、肺动脉高压和心血管神经症等。

3．呼吸系统疾病 胸膜炎、胸膜肿瘤、自发性气胸、血胸、肺炎、急性气管 - 支气管炎、肺癌等。

4．纵隔疾病 纵隔炎、纵隔气肿、纵隔肿瘤、反流性食管炎、食管裂孔疝、食管癌等。

5．其他 膈下脓肿、肝脓肿、脾梗死、肝癌等。

二、临床表现

1．发病年龄 青壮年胸痛，应注意结核性胸膜炎、自发性气胸、心肌炎、心肌病、风湿性心瓣膜病，40 岁以上应注意心绞痛、心肌梗死与肺癌。

2．胸痛部位 包括疼痛部位及其放射部位。胸壁疾病疼痛的部位局限，局部有压痛；炎症性疾病可伴有局部红、肿、热表现；带状疱疹是成簇水疱沿一侧肋间神经分布伴剧痛，疱疹不越过体表中线；非特异性肋软骨炎多侵犯第 1、2 肋软骨，为对称或非对称性，呈单个或多个肿胀隆起，局部皮肤颜色正常，有压痛，咳嗽、深呼吸或患侧上肢大幅度活动时疼痛加重；食管及纵隔病变的胸痛多位于胸骨后，于进食或吞咽时加重；心绞痛和心肌梗死的疼痛多在心前区与胸骨后或剑突下，疼痛常放射至左肩、左臂内侧，达环指与小指，也可放射至左颈、咽与面颊部（有时误认为牙痛）；自发性气胸、胸膜炎和肺栓塞的胸痛多位于患侧腋前线与腋中线附近；肺上沟瘤以肩部、腋下痛为主，向上肢内侧放射。

3. 胸痛性质　带状疱疹呈刀割样痛或灼痛，剧烈难忍；食管炎则为烧灼痛；心绞痛呈绞窄性并伴重压窒息感；心肌梗死的疼痛更为剧烈并伴恐惧、濒死感；干性（纤维素性）胸膜炎常呈尖锐刺痛、钝痛或撕裂痛；肺癌常为胸部闷痛，而肺上沟癌的疼痛则呈烧灼样，夜间尤甚。

4. 持续时间　平滑肌痉挛致血管狭窄缺血所引起的疼痛为阵发性；炎症、肿瘤、栓塞或梗死所致疼痛呈持续性。如心绞痛发作时间短暂（1～5分钟），而心肌梗死疼痛持续时间很长（30分钟以上或数小时）且不易缓解。

5. 影响疼痛的因素　主要为疼痛发生的诱因、加重与缓解的因素。心绞痛发作可在劳累或精神紧张时诱发，休息后或含服硝酸甘油后于1～2分钟内缓解，而对心肌梗死所致疼痛则无效；食管疾病多在进食时发作或加剧，服用抗酸剂和促动力药物可减轻或消失；胸膜炎及心包炎的胸痛可因咳嗽或用力呼吸而加剧。

三、伴随症状

1. 伴咳嗽、咳痰和（或）发热　见于气管、支气管和肺部疾病。

2. 伴呼吸困难　提示病变累及范围较大，如大叶性肺炎、自发性气胸、渗出性胸膜炎和肺栓塞等。

3. 伴咯血　主要见于肺栓塞、支气管肺癌。

4. 伴面色苍白、大汗、血压下降或休克　见于心肌梗死、夹层动脉瘤、主动脉窦瘤破裂和大块肺栓塞等。

5. 伴吞咽困难　见于食管疾病，如反流性食管炎等。

四、问诊要点

1. 发病年龄、诱因、起病缓急、胸痛的部位、范围大小及其放射部位，胸痛性质、轻重及持续时间，发生的诱因、加重与缓解方式，胸痛对患者的影响。

2．是否伴有吞咽困难、吞咽时疼痛加重与反酸等，有无发热、咳嗽、咳痰、咯血、心悸、发绀、呼吸困难及其程度。

3．其他职业和嗜好，过去有无类似发作及其诱因、缓解方式等。

（徐爱秋）

第四节　恶心与呕吐

恶心为上腹部不适、紧迫欲吐的感觉，并常伴有迷走神经兴奋的症状，如皮肤苍白、出汗、流涎、血压降低及心动过缓等。呕吐是胃或部分小肠的内容物，经食管、口腔而排出体外的现象。

一、病因

1．反射性呕吐

（1）咽部受到刺激：如吸烟、剧烈咳嗽、鼻咽喉部炎症或溢脓等。

（2）胃肠道疾病：如食物或酒精中毒、急慢性胃肠炎、消化性溃疡、急性胃扩张或幽门梗阻、急性阑尾炎、肠梗阻等。

（3）肝、胆、胰疾病：如急性肝炎、肝硬化、肝淤血、急慢性胆囊炎或胰腺炎等。

（4）腹膜及肠系膜疾病：如急性腹膜炎。

（5）全身性疾病：如肾输尿管结石、急性肾盂肾炎、急性盆腔炎、异位妊娠破裂等。

2．中枢性呕吐

（1）颅内感染或颅脑损伤：如各种脑炎、脑膜炎、脑挫裂伤或颅内血肿。

（2）脑血管疾病：如脑出血、脑栓塞、脑血栓形成、高血压脑病及偏头痛等。

（3）癫痫：特别是持续状态。

（4）内耳前庭功能障碍：如迷路炎、晕动病等。

（5）全身疾病：如尿毒症、肝昏迷、糖尿病酮症酸中毒或低血糖引起脑水肿、颅内压升高等而致呕吐。

（6）药物与中毒：某些药物（如抗生素、抗癌药、洋地黄、吗啡等）可因兴奋呕吐中枢而致呕吐；重金属、一氧化碳、有机磷农药等中毒也可致呕吐。

3．神经性呕吐如胃肠神经症、神经性厌食等。

二、临床表现

1．呕吐的时间　晨起呕吐见于早期妊娠、尿毒症、慢性酒精中毒或功能性消化不良等；晚上或夜间呕吐多见于幽门梗阻。

2．呕吐与进食的关系　进餐时或餐后即刻呕吐，可能为神经性呕吐；餐后1小时以上呕吐称延迟性呕吐，提示胃张力下降；餐后较久或数餐后呕吐为潴留性呕吐，见于幽门梗阻；餐后近期呕吐，特别是集体发病者，多由食物中毒所致。

3．呕吐的特点　神经性或颅内高压性呕吐，恶心很轻或缺如，喷射状呕吐为颅内高压性呕吐的特点，而反射性呕吐常伴有恶心，呕吐为非喷射性。

4．呕吐物的性质　呕吐物为发酵、腐败气味的隔夜宿食宿食，提示胃潴留，见于幽门梗阻；带粪臭味提示低位肠梗阻；呕吐物呈咖啡渣样见于上消化道出血。

三、伴随症状

1．伴腹痛、腹泻多见于急性胃肠炎或细菌性食物中毒、霍乱、副霍乱等。

2．伴右上腹痛及发热、寒战或有黄疸者，应考虑胆囊炎或胆石症。

3．伴头痛及喷射性呕吐常见于颅内高压症或青光眼。

4．伴眩晕、眼球震颤见于前庭器官疾病。

5．已婚育龄妇女，停经伴晨起呕吐提示早孕。

四、问诊要点

1．起病情况与相关病史 急性起病或缓慢起病，有无与恶心、呕吐有关的疾病病史，过去腹部手术史，女性患者的月经史等。

2．临床特点 呕吐的时间、频率，与饮食、体位的关系，呕吐物性状、量及气味。

3．影响因素 发作的诱因、加重、缓解因素。

4．伴随症状 如是否伴有腹痛、腹泻、发热、寒战、黄疸、头痛、眩晕、眼球震颤等。

5．诊治情况 是否做 X 线钡餐、胃镜、腹部 B 超、血糖、尿素氮等检查；是否使用止吐药，药物的种类、剂量、疗效等。

（徐爱秋）

第五节 腹 泻

腹泻指排便次数增多，粪质稀薄，或带有黏液、脓血、未消化的食物。腹泻可分为急性与慢性腹泻两种，前者症状多在 2 周内自限，超过 1 个月者多属慢性腹泻。

一、病因

1．急性腹泻

（1）肠道疾病：包括由病毒、细菌、真菌、原虫、蠕虫等感染所引起的肠炎及急性出血性坏死性肠炎、克罗恩病或溃疡性结肠炎急性发作等。

（2）急性中毒：服食毒蕈、河豚、鱼胆及化学药物如砷、磷、铅、汞等引起的腹泻。

（3）全身性感染：如败血症、伤寒或副伤寒、钩端螺旋体病等。

（4）其他：如变态反应性肠炎、过敏性紫癜，服用某些药物，如氟尿嘧啶、利血平及新斯的明等。

2．慢性腹泻

（1）消化系统疾病：常见的有①胃部疾病如慢性萎缩性胃炎、胃萎缩及胃大部切除后胃酸缺乏等。②肠道疾病：感染性疾病如肠结核、慢性细菌性痢疾、慢性阿米巴性痢疾、血吸虫病、钩虫病、绦虫病等；非感染性疾病如克罗恩病、溃疡性结肠炎、结肠多发性息肉、吸收不良综合征等；小肠、结肠恶性肿瘤等。③肝胆胰腺疾病：慢性胰腺炎、胰腺癌、肝硬化、慢性胆囊炎与胆石症等。

（2）全身性疾病：①内分泌及代谢障碍疾病：如甲状腺功能亢进症、肾上腺皮质功能减退。②其他系统疾病：系统性红斑狼疮、硬皮病、尿毒症、放射性肠炎等。

（3）药物副作用：如利血平、甲状腺素、双胍类降糖药物、洋地黄类药物等。

（4）神经功能紊乱：如肠易激综合征、功能性腹泻等。

二、临床表现

1．起病与病程　急性腹泻起病急骤，病程较短，多为感染或食物中毒所致。慢性腹泻起病缓慢，病程较长，多见于慢性感染、吸收不良、肠道肿瘤或神经功能紊乱等。

2．腹泻次数及粪便性质　急性感染性腹泻，每天排便次数可多达 10 次以上，如为细菌感染，常有黏液血便或脓血便；阿米巴痢疾的粪便呈暗红色（或果酱样）。慢性腹泻常每天排便数次，可为稀便，亦可带黏液、脓血，见于慢性痢疾，炎症性肠病及结肠、直肠癌等。粪便奇臭而黏附提示多有消化吸收不良或严重感染性肠病。粪便中带黏液而无病理成分者常见于肠易激综合征。

3．腹泻与腹痛的关系　急性腹泻常有腹痛，尤以感染性腹泻为明显。小肠疾病的腹泻疼痛常在脐周，便后腹痛缓解不明显，而结肠疾病则疼痛多在下腹，且便后疼痛常可缓解。

三、伴随症状

1．伴发热可见于急性细菌性痢疾、伤寒或副伤寒、肠结核、肠道恶性淋巴瘤、克罗恩病等。

2．伴里急后重　多见于结肠直肠病变为主者，如急性痢疾、直肠炎症或肿瘤等。

3．伴明显消瘦　多见于小肠病变为主者，如胃肠道恶性肿瘤及吸收不良综合征。

4．伴腹部肿块　见于胃肠恶性肿瘤、肠结核、克罗恩病及血吸虫性肉芽肿等。

5．伴关节痛或肿胀　见于克罗恩病、溃疡性结肠炎、系统性红斑狼疮、肠结核等。

四、问诊要点

1．起病情况　有无不洁饮食、旅行、聚餐或同食者群体发病史，有无受凉、劳累、紧张、焦虑等诱因。

2．腹泻的次数、量、性状、气味，腹泻加重、缓解的因素。

3．伴随症状有无发热、腹痛、里急后重、贫血、水肿、营养不良等。

4．病后一般情况如有无失水、消瘦、乏力、四肢抽搐等症状。

5．注意地区和家族中的发病情况，以便对流行病、地方病、遗传病及时做出判断。

（徐爱秋）

第六节　关　节　痛

关节痛是指患者自述关节部位的疼痛感觉，是临床上极为常见的一个症状。轻者不影响活动，重者则生活不能自理。大多数关节痛好发于机体活动关节。

一、病因

关节痛的原因是多方面的，多见于关节和骨骼疾病、风湿性疾病、感染性疾病、药物反应、过敏性疾病、免疫接种、代谢和内分泌疾病如痛风和甲状旁腺功能亢进等。正常人也可出现关节痛，尤其女性。有的人从儿童时期出现关节痛直至伴随一生。

二、临床表现

1．关节疼痛　　关节疼痛是关节疾病患者的第一主诉，由于人体对痛的耐受性不同，对疼痛的反应不尽相同，但一般疼痛程度和病情严重程度是平行的。关节痛可以是自我感觉痛，也可在触压关节时产生。不同的病因所引起关节痛的部位和规律不同。

2. 关节肿胀 关节肿胀伴随着关节痛，提示有关节炎。有时不仅关节的软组织肿，还可有关节腔积液。

3. 局部红热 受累关节表面出现皮肤发红和皮温高的症状，说明关节炎性改变较重、发病较急，多为感染性关节炎、痛风性关节炎。

4. 发僵或晨僵 是关节炎的常见症状，患者感觉关节活动困难，常发生在晨起，也称晨僵，是诊断关节炎、判断疗效的一个指标，往往与疾病的活动度有关。

5. 关节畸形 关节结构的破坏使关节的排列位置改变而造成关节畸形，说明关节损伤已较严重。

6. 活动障碍 关节痛使关节运动障碍，炎性改变、关节肿也会限制关节运动，当疾病控制后可恢复正常。但如果有关节的结构破坏，如关节腔狭窄、消失或关节半脱位等，则受累关节功能无法自行恢复至正常。

7. 摩擦音 当关节和腱鞘病变时，在关节活动时可听到摩擦音，膝关节最常出现。

8. 肌萎缩 受累关节周围肌群的萎缩多为失用性萎缩，有的关节炎直接累及韧带，致所属肌肉萎缩。

三、伴随症状

如果是关节局部的病变，或仅仅是关节痛，一般不出现关节外的临床表现。但关节病变是全身疾病的一部分时，不仅会出现乏力、发热、食欲差和体重下降等一般症状，不同的病因还会表现出相应的伴随症状。如系统性红斑狼疮出现颜面蝶形红斑、光过敏和浆膜腔积液等；白塞病出现口、会阴黏膜复发性溃疡；干燥综合征伴口眼干；类风湿关节炎伴皮下结节、肺纤维化等；与脊柱炎有关的关节炎伴随皮肤损伤、尿道炎、肠炎和眼炎等。

四、问诊要点

1．起病急缓，有无诱因。

2．关节痛的部位，是大关节、小关节，还是大小关节均受累。

3．关节痛累及的数量，是单关节、少关节，还是对称性多关节。

4．关节痛的程度，有无规律，是持续痛还是间断痛，是否为游走性关节痛。

5．有无关节红肿热，有无晨僵及关节变形，活动后是加重还是减轻。

6．是否伴全身症状，如发热、乏力、消瘦、皮疹等。

7．有无家族史，既往治疗情况。

（田　奕）

第七节　头　痛

头痛是指额、顶、颞及枕部的疼痛。可见于多种疾病，例如全身感染发热性疾病往往伴有头痛，精神紧张、过度疲劳也可有头痛，一般无特殊意义。但反复发作或持续的头痛，可能是某些器质性疾病的信号。

一、病因

1．颅脑病变　感染、脑血管病变、占位性病变、颅脑外伤、其他神经及术后头痛。

2．颅外病变　颅骨疾病，颈部疾病，神经痛，眼、耳、鼻和牙齿疾病所致的头痛，肌收缩性头痛（或称肌紧张性头痛）。

3．全身性疾病　急性感染，心血管疾病，中毒，其他：

尿毒症、低血糖、贫血、肺性脑病、系统性红斑狼疮、月经期及绝经期头痛、中暑等。

4．神经症　神经衰弱及癔症性头痛。

二、临床表现

头痛的表现，往往根据病因不同而各有其特点。

1．发病情况　急性起病并有发热者常为感染性疾病所致。急剧的头痛，持续不减，并有不同程度的意识障碍而无发热者，提示颅内血管性疾病（如蛛网膜下腔出血）；长期的反复发作性头痛或搏动性头痛，多为血管性头痛（如偏头痛）或神经症；慢性进行性头痛并有颅内压增高的症状（如呕吐、缓脉、视神经乳头水肿）应注意颅内占位性病变；青壮年慢性头痛，但无颅内压增高，常因焦急、情绪紧张而发生，多为肌收缩性头痛（或称肌紧张性头痛）。

2．头痛部位　了解头痛部位是单侧、双侧、前额或枕部、局部或弥散、颅内或颅外，对病因的诊断有重要价值。如偏头痛及丛集性头痛多在一侧。颅内病变的头痛常为深在性且较弥散，颅内深部病变的头痛部位不一定与病变部位相一致，但疼痛多向病灶同侧放射。高血压引起的头痛多在额部或整个头部。全身性或颅内感染性疾病的头痛，多为全头部痛。蛛网膜下腔出血或脑脊髓膜炎除头痛外尚有颈痛。眼源性头痛为浅在性且局限于眼眶、前额或颞部。鼻源性或齿源性也多为浅表性疼痛。

3．头痛的程度　头痛的程度一般分轻、中、重三度，但与病情的轻重并无平行关系，耐受性强、精神饱满者对头痛描述常不强烈，神经质者的描述常超过其真实的疼痛。剧烈头痛多见于脑膜炎、偏头痛、颅内压增高、青光眼、高血压危象、各种神经痛等。脑肿瘤引起的头痛多为中度或轻度。

4．头痛的性质 高血压性、血管性及发热性疾病的头痛，往往为搏动性。神经痛多呈电击样痛或刺痛，肌肉收缩性头痛多为重压感、紧箍感或呈钳挟样痛。

5．头痛出现的时间与持续时间 某些头痛可发生在特定时间。如颅内占位性病变往往清晨加剧；鼻窦炎的头痛也常发生于清晨或上午；丛集性头痛常在晚间发生；女性偏头痛常与月经期有关；脑肿瘤的头痛多为持续性，可有长短不等的缓解期。

6．加重、减轻或激发头痛的因素 咳嗽、打喷嚏、摇头、俯身可使颅内高压性头痛、血管性头痛、颅内感染性头痛及脑肿瘤性头痛加剧；丛集性头痛在直立时可缓解；低头可使鼻窦炎头痛加重；颈肌急性炎症所致的头痛可因颈部运动而加剧；慢性或职业性的颈肌痉挛所致的头痛，可因活动、按摩颈肌而逐渐缓解；偏头痛在应用麦角胺后可获缓解。

三、伴随症状

1．伴剧烈呕吐提示颅内压增高，头痛在呕吐后减轻者见于偏头痛。

2．伴眩晕见于小脑肿瘤、椎 - 基底动脉供血不足。

3．伴发热常见于感染性疾病，包括颅内或全身性感染。

4．慢性进行性头痛伴精神症状，应注意颅内肿瘤。

5．慢性头痛突然加剧并伴有意识障碍，提示可能发生脑疝。

6．伴视力障碍可见于青光眼或脑肿瘤。

7．伴脑膜刺激征提示有脑膜炎或蛛网膜下腔出血。

8．伴癫痫发作可见于脑血管畸形、脑内寄生虫病或脑肿瘤。

9．伴神经功能紊乱症状可能是神经功能性头痛。

四、问诊要点

1．起病时间、急缓、病程、部位与范围、性质、程度、频度（间歇性/持续性）、激发或缓解因素。

2．有无伴失眠、焦虑、剧烈呕吐（是否呈喷射性）、头晕、眩晕、晕厥、出汗、抽搐、视力障碍、感觉或运动异常、精神异常、嗜睡、意识障碍等症状。

3．有无感染、高血压、动脉硬化、颅脑外伤、肿瘤、精神病、癫痫病、神经症及眼、耳、鼻、齿等部位疾病史。

4．职业特点、毒物接触史。

5．治疗经过及效果等。

（田　　奕）

第八节　意识障碍

意识是中枢神经系统对内、外环境中的刺激具有有意义的应答能力，这种应答能力的减退或消失就是不同程度的意识障碍，即人对周围环境及自身状态的识别和察觉能力出现障碍，严重的称为昏迷。

一、病因

意识障碍是中枢神经系统受损的结果，任何累及脑干或双侧大脑皮质的病损，均可能引起意识障碍。常见的引起意识障碍的原因主要有各种机械损伤、感染、炎症和中毒。临床上主要分两大类。

1．全身性原因　多灶性、弥散性、代谢性脑病，缺血缺氧性脑病，全身性疾病如系统性红斑狼疮和弥散性血管内凝血（disseminated intravascular coagulation，DIC）。

2．局部原因　弥散性中枢神经系统疾病，小脑幕以下病变如脑干或小脑梗死、出血、炎症和肿瘤等病变。

二、临床表现

1．嗜睡是最轻的意识障碍，是一种病理性倦睡，患者陷入持续的睡眠状态，可被唤醒，并能正确回答和做出各种反应，但当刺激去除后很快又再入睡。

2．意识模糊是意识水平轻度下降，较嗜睡为更深的一种意识障碍。患者能保持简单的精神活动，但对时间、地点、人物的定向能力发生障碍。

3．昏睡是接近于人事不省的意识状态。患者处于熟睡状态，不易唤醒。虽在强烈刺激下（如压迫眶上神经，摇动患者身体等）可被唤醒，但很快又再入睡。醒时答话含糊或答非所问。

4．昏迷是严重的意识障碍，表现为意识持续的中断或完全丧失。按其程度可区分为四个阶段。

（1）轻度昏迷：意识大部分丧失，无自主运动，对声、光刺激无反应，对疼痛刺激尚可出现痛苦的表情或肢体退缩等防御反应。角膜反射、瞳孔对光反射、眼球运动、吞咽反射等可存在。生命体征无明显异常。

（2）中度昏迷：对周围事物及各种刺激均无反应，对于强烈刺激或可出现防御反射。角膜反射减弱，瞳孔对光反射迟钝，眼球无转动。生命体征轻度异常。直肠膀胱功能亦出现某种程度的功能障碍。

（3）深度昏迷：全身肌肉松弛，肌张力低下，对各种刺激全无反应，深、浅反射均消失。生命体征明显异常。尿、便失禁或出现去脑强直状态。

（4）过度昏迷：临床上脑死亡亦称过度昏迷，全身肌张力低下，瞳孔散大，眼球固定，自主呼吸停止，完全依靠人工呼吸及药物维持生命。

5．谵妄是一种以兴奋性增高为主的高级神经中枢急性功能失调状态，表现为意识模糊、定向力丧失、感觉错乱（幻觉、错觉）、躁动不安、言语杂乱。谵妄可发生于急性感染的发热期间，也可见于某些中毒（如颠茄类药物中毒、急性酒精中毒）、代谢障碍（如肝性脑病）、循环障碍或中枢神经疾患等。有些患者可发展为昏迷状态。

6．其他几种特殊的意识障碍如朦胧状态、无动性缄默、去大脑皮质状态、木僵等，各有其特殊表现。

三、伴随症状

1．发热　先发热后有意识障碍，可见于重症感染性疾病；先有意识障碍后发热，见于脑出血、蛛网膜下腔出血、巴比妥类药物中毒等。

2．呼吸缓慢　是呼吸中枢受抑制的表现，可见于吗啡、巴比妥类、有机磷杀虫药等中毒，银环蛇咬伤等。

3．瞳孔散大　可见于颠茄类、酒精、氰化物等中毒，癫痫、低血糖状态等。

4．瞳孔缩小　可见于吗啡类、巴比妥类、有机磷杀虫药等中毒。

5．心动过缓　可见于颅内高压症、房室传导阻滞以及吗啡类、毒蕈等中毒。

6．高血压　可见于高血压脑病、脑血管意外、肾炎等。

7．低血压　可见于各种原因的休克。

8．皮肤黏膜改变　出血点、瘀斑和紫癜等可见于严重感染和出血性疾病，口唇呈樱红色提示一氧化碳中毒。

9．脑膜刺激征见于脑膜炎、蛛网膜下腔出血等。

10．瘫痪见于脑出血、脑梗死或颅内占位性病变等。

四、问诊要点

1．起病的急缓。

2．意识障碍的进程。

3．注意意识障碍前或同时出现的伴随症状。

4．既往史有无心、肝、肾、肺等内脏慢性疾患及糖尿病、颅脑外伤、酒精中毒、精神病史以及服药史等。

5．注意有无可能发生头部外伤的病史和现场，注意患者周围的药瓶、未服完的药片以及呕吐物。

（田　奕）

第四章 常见病与多发病

第一节 慢性阻塞性肺疾病

慢性阻塞性肺疾病（COPD）简称慢阻肺，是一种以持续气流受阻为特征的肺部疾病。气流受阻为不完全可逆，病情呈慢性进行性发展，其发生主要与慢性支气管炎和肺气肿相关。慢性支气管炎简称慢支炎，是指气管、支气管黏膜及其周围组织的慢性非特异性炎症，以慢性咳嗽、咳痰或伴有喘息及反复发作为特征，可发展成阻塞性肺气肿。阻塞性肺气肿简称肺气肿，是指终末细支气管远端气道（呼吸细支气管、肺泡管、肺泡囊和肺泡）的弹性减退、过度充气膨胀出现异常持久的扩张、肺容量增大或同时伴有气道管壁结构的破坏，但无明显的肺纤维化，以进行性呼吸困难和桶状胸等典型体征为主要表现。当慢性支气管炎、肺气肿患者出现持续气流受限时已发展为 COPD，临床上以咳、痰、喘为主要表现，气短或呼吸困难为其标志性症状。本病多发生于中老年人。

一、病因

病因尚不清楚，可能与多种环境因素与机体自身因素有关。

1. 吸烟　吸烟是导致 COPD 最重要的因素。吸烟的时间愈长、吸烟量愈大，COPD 的发病率就愈高。

2. 感染　反复感染是导致 COPD 发生与发展的重要因素。

3. 理化因素　接触职业粉尘和化学物质对支气管黏膜造成损伤，为细菌入侵创造条件。接触变应原可引起支气管痉挛、组织损害和炎症反应，使气道阻力增加。理化因素的致病性与接触浓度呈正相关。

4．其他因素　蛋白酶－抗蛋白酶失衡、自主神经功能失调、老年人呼吸道防御功能降低、营养缺乏、环境温度的突变、遗传等。

二、临床表现

起病缓慢，病程较长。

1．症状

（1）慢性咳嗽、咳痰：一般以清晨起床及晚间睡眠时较重、白天较轻，合并感染时加重。重症患者咳嗽频繁、长年不断。痰一般为白色黏液或浆液性泡沫痰，偶带血丝，清晨排痰较多。急性发作或伴有细菌感染时痰变为黄色脓性、量增多。

（2）气短或呼吸困难：开始时仅在剧烈活动时出现，以后逐渐加重，以致在日常活动甚至休息时也感到气短，是COPD 的标志性症状。

（3）喘息和胸闷：部分患者，特别是重症患者或急性加重期出现。

（4）其他：晚期常见体重下降，食欲减退，营养不良，肌肉萎缩等肺外症状。

2．体征

早期无异常体征，随着病情发展逐渐出现肺气肿体征。

（1）视诊：桶状胸，呼吸运动减弱。

（2）触诊：语颤减弱。

（3）叩诊：肺部过清音，心浊音界缩小，肺下界下移。

（4）听诊：呼吸音减弱、呼气延长。部分患者肺部可闻湿啰音或干啰音。

三、实验室及其他辅助检查

1．肺功能检查　是判断持续气流受阻主要的客观指标。

第 1 秒用力呼气容积占用力肺活量的百分比（FEV_1/FVC）< 70% 及第 1 秒用力呼气容积占预计值百分比（$FEV_1\%$）< 80%，可确定为持续气流受限。肺总量（total lung capacity，TLC）、功能残气量（functional residual capacity，FRC）和残气量（residual volume，RV）增加，肺活量（vital capacity，VC）减少，表示肺过度充气。

2．血气分析　早期无异常，随病情进展可出现动脉血氧分压降低、二氧化碳分压升高、酸碱平衡失调等。对确定发生低氧血症、高碳酸血症、酸碱平衡失调及判断呼吸衰竭的类型有重要价值。

3．胸部 X 线检查　胸部 X 线检查对 COPD 诊断的特异性不高。可见肺纹理增粗、紊乱等非特异性改变，也可出现两肺透亮度增加、肋间隙增宽、膈降低等肺气肿改变。

4．其他　急性发作或并发肺部感染时，血白细胞总数和中性粒细胞增多，痰涂片或培养可查到病原菌。

四、诊断标准

主要根据吸烟等高危因素、临床症状、体征及肺功能检查等综合分析诊断。

1．吸入支气管舒张剂后第一秒用力呼气容积（FEV_1）/ 用力肺活量（forced vital capacity，FVC）< 70% 及 FEV_1 < 80% 预计值，可确定为"持续气流受限"。此为慢阻肺诊断的必备条件。

2．少数患者无咳嗽、咳痰，仅 FEV_1/FVC < 70% 及 FEV_1 < 80% 预计值，在排除其他疾病后，可诊断为 COPD。

3．COPD 按病程可分为急性加重期和稳定期。急性加重期是指短期内出现气急加重、咳嗽加剧、痰量增加，重者可出现急性呼吸衰竭。稳定期是指咳嗽、咳痰、气急等症状稳定或轻微。

五、治疗

1．稳定期

（1）去除病因和预防诱因：教育和劝导患者戒烟（减慢肺功能损害最有效的措施），脱离污染环境。

（2）平喘、祛痰、止咳：①支气管舒张药物是现有控制症状最主要的治疗药物，如 β_2 肾上腺能受体激动剂（沙丁胺醇气雾剂，每次 $100 \sim 200\mu g$ 即 $1 \sim 2$ 喷，定量吸入，疗效持续 $4 \sim 5$ 小时，每 24 小时不超过 $8 \sim 12$ 喷；特布他林也有同样作用）。②抗胆碱能药（异丙托溴铵气雾剂定量吸入，起效较沙丁胺醇慢，持续 $6 \sim 8$ 小时，每次 $40 \sim 80\mu g$，每天 $3 \sim 4$ 次；噻托溴铵每次吸入 $18\mu g$，每天一次）。③茶碱类（如氨茶碱 0.1g，每日 3 次；茶碱缓释片，0.2g，每 12 小时 1 次）。④祛痰药（盐酸氨溴索，30mg，每日 3 次；乙酰半胱氨酸，0.2g，每日 3 次）。⑤糖皮质激素，对重度、极重度及反复加重患者，长期吸入糖皮质激素与长效 β_2 肾上腺能受体激动剂联合制剂可增加运动耐量，减少急性加重发作频率，提高生活质量。常用药有沙美特罗＋氟替卡松、福莫特罗＋布地奈德等。

（3）坚持长期家庭氧疗：对慢阻肺并发慢性呼吸衰竭者可提高生活质量和生存率。其指征为：$PaO_2 \leqslant 55mmHg$ 或 $SaO_2 \leqslant 88\%$，伴或不伴高碳酸血症；$PaO_2 55 \sim 60mmHg$ 或 $SaO_2 < 89\%$，伴有肺动脉高压、右心心力衰竭或红细胞增多症。方法：鼻导管吸氧，氧流量 $1 \sim 2L/min$，吸氧时间 $10 \sim 15h/d$。

2．急性加重期　以纠正缺氧、控制感染为主，辅助祛痰、平喘、止咳。大部分患者病情加重是由于细菌感染所致，常选用青霉素 G、红霉素、罗红霉素、氨基糖苷类、头孢菌素类等治疗，以消除炎症；应用 β_2 受体激动剂（沙丁胺醇 500μg）或抗胆碱能药（异丙托溴铵 500μg）进行雾化治疗及氨茶碱口服舒张支气管；应用祛痰药（盐酸氨溴索 30mg，每日 3 次）有效祛痰。病情严重者可在应用抗生素及支气管舒张药的基础上使用糖皮质激素（如口服泼尼松龙 30 ~ 40mg/d，连续 5 ~ 7 天）。

六、健康宣教

1．疾病知识指导 戒烟是 COPD 重要的预防措施，帮助患者戒烟越早越好。指导患者识别诱发疾病急性发作、加重病情的因素（如过度疲劳、受凉感冒、接触变应原及有害气体等），以及可能造成的严重后果。倡导患者劳逸结合，改善生活与工作环境，增强抗病力，避免粉尘和刺激性气体吸入，防寒保暖，预防呼吸道感染。告知患者病情加重的表现（咳嗽加剧、咳黄痰量增多、呼吸困难加重等）。

2．饮食指导 COPD 患者呼吸功增加，引起消耗增多，可导致营养不良。应指导患者制定科学的饮食计划，合理选择食物，改善营养状况。

3．心理疏导 引导患者以积极的心态对待自身的疾病，增加社会交往，培养社会情趣，以分散注意力、减少孤独，缓解负性情绪，促进疾病康复。

4．康复锻炼 宣传康复锻炼的意义，充分调动患者康复锻炼的积极性，制定康复锻炼计划，指导患者做腹式呼吸、缩唇呼吸锻炼以及全身有氧运动与运动防护。

5．长期家庭氧疗 COPD 缓解期患者应坚持长期家庭氧疗。①宣传进行长期氧疗的目的、意义及注意事项；②强调安全用氧，注意防火、防爆；③对氧疗装置要定期进行清洁、消毒与更换；④每日吸氧 10 ~ 15 小时，夜间不可停用。

七、转诊指征

1. 急性加重，经积极治疗但症状无法缓解的患者。
2. 并发症严重，需要呼吸机支持治疗的患者。
3. 伴呼吸衰竭或合并严重气胸的患者。

（徐　敏）

第二节　原发性高血压

高血压是以体循环动脉血压升高为主要表现的临床综合征，是最常见的心血管疾病，可分为原发性高血压（又称高血压病，占总高血压患病的95%）和继发性高血压（约5%）。高血压是多种心、脑血管疾病的主要病因和危险因素，影响重要脏器如心、脑、肾的结构与功能，最终导致这些器官的功能衰竭。

一、病因

高血压是遗传和环境等多因素相互作用的结果。

1. 遗传因素

高血压具有明显的家族聚集性，在遗传表型上，不仅高血压发生率体现遗传性，而且在血压高度、并发症发生率及其他有关因素如肥胖等方面也有遗传性。

2. 环境因素

（1）饮食：部分高血压与摄入钠盐过多有关，钾摄入量与血压呈负相关，高蛋白质摄入、饮食中高饱和脂肪酸、饱和脂肪酸/不饱和脂肪酸比值较高也属于升压因素，饮酒量与血压水平呈正性线性相关。

（2）精神应激：人在长期精神紧张、压力、焦虑或长期噪声、视觉刺激下也可引起高血压，因此，脑力劳动者、城市居民以及从事精神紧张度高的职业者发生高血压的可能性也较大。

（3）其他因素：肥胖是血压升高的重要危险因素，常采用体重指数（BMI）来衡量其程度，血压与 BMI 呈显著正相关。阻塞性睡眠呼吸暂停综合征患者 50% 有高血压，吸烟、服用避孕药等也与高血压的发生有关。35 岁以后高血压患病率上升幅度较大。

二、临床表现

1．症状

原发性高血压通常起病缓慢，早期常无症状。大多患者于体检时发现血压升高，少数患者则在发生心、脑、肾等并发症后才被发现。常见症状有头痛、头晕、眼花、耳鸣、失眠、乏力等症状，但并不一定与血压水平相关。也可出现视物模糊、鼻出血等较重症状。

2．体征

早期血压升高且波动较大，以后逐渐升高并趋于稳定；颈部、背部两侧肋脊角、上腹部脐两侧、腰部肋脊处血管杂音较常见；可闻及主动脉瓣区第二心音亢进、收缩期杂音或收缩早期喀喇音；患病时间较长者可有抬举性心尖搏动、心浊音界向左下扩大等。

3．其他类型高血压

（1）老年高血压：通常指年龄在 60 岁以上的高血压患者，其发病率随年龄的增加而增加。有以下特点：①半数以上是单纯收缩期高血压，即收缩压 ≥ 140 mmHg，舒张压 < 90 mmHg；②血压波动性大，容易发生直立性低血压和餐后低血压；③血压昼夜节律异常；④老年高血压多合并不同程度的靶器官损害。

（2）高血压急症：指高血压患者在某些诱因作用下，血压突然明显升高，一般超过 180/120mmHg，伴有进行性心、脑、肾等重要靶器官功能不全的表现。高血压病过程中出现的急性脑血管循环障碍，引起脑水肿和颅内压增高而产生的临床征象，出现剧烈的膨胀性头痛、喷射性呕吐、烦躁、意识模糊，严重者可发生抽搐、昏迷等表现，称为高血压脑病。少数患者病情急剧发展，舒张压持续 ≥ 130mmHg，并有头痛、视物模糊、眼底出血、渗出和视乳头水肿，持续蛋白尿、血尿及管型尿等为恶性高血压。若不及时治疗，可迅速死于肾衰竭、脑卒中或心力衰竭等。

4．并发症

血压持续升高可有心、脑、肾、血管等靶器官损害。

（1）心脏损害：左心室肥厚是高血压患者常见的并发症，占 25% ～ 30%；高血压可促进动脉粥样硬化的形成和发展；高血压是心力衰竭的主要原因之一。表现为抬举性心尖搏动、心界扩大、第二心音增强以及逐渐出现心源性呼吸困难等。

（2）脑损害：脑卒中和高血压关系密切，脑卒中是主要的致死和致残原因之一。表现为出血性或缺血性脑卒中。

（3）肾损害：良性高血压一般在 10 ～ 15 年后发生肾损害，可出现夜尿、低比重尿、蛋白尿、少尿或无尿等，最后引起肾衰竭；恶性高血压患者进展迅速，可因肾衰竭或心、脑并发症而死亡。

（4）血管损害：严重高血压使主动脉夹层形成并破裂，危及患者生命。

三、实验室及其他辅助检查

通过有关检查重点了解有无心、脑、肾等靶器官的损害及程度。

1．实验室检查　血液生化（钾、血糖、血脂、尿酸等）；全血细胞检测；尿液分析等。

2．胸部 X 线检查　可见主动脉迂曲、扩张，发生高血压性心脏病时可有左心室增大及肺淤血征象。

3．心电图　心脏受累时可有左心室肥厚、劳损及心律失常等改变。

4．动态血压监测　用小型携带式血压记录仪测定 24h 血压动态变化对高血压的诊断及病情观察、判断疗效均有较高的价值。

四、诊断标准

主要根据测量的血压值，采用经核准的水银柱或电子血压计，测量安静休息坐位时上肢动脉部位血压，一般需非同日测量三次血压值收缩压均 ≥ 140mmHg 或舒张压均 ≥ 90mmHg，可诊断高血压。诊断内容应包括：确定血压水平及高血压分级；有无合并其他心血管疾病危险因素；判断高血压的原因，明确有无继发性高血压；评估心、脑、肾等靶器官情况；判断患者出现心血管事件的危险程度。

目前国内高血压的诊断采用 2010 年中国高血压治疗指南建议的标准，见表 4-1。

表4-1　2010年中国高血压诊断建议标准

类别	收缩压（mmHg）		舒张压（mmHg）
正常血压	< 120	和	< 80
正常高值血压	120 ~ 139	和（或）	80 ~ 89
高血压	≥ 140	和（或）	≥ 90
1 级高血压（轻度）	140 ~ 159	和（或）	90 ~ 99
2 级高血压（中度）	160 ~ 179	和（或）	100 ~ 109
3 级高血压（重度）	≥ 180	和（或）	≥ 110
单纯收缩期高血压	≥ 140	和	< 90

如患者的收缩压与舒张压分属不同的级别时，则以较高的分级标准为准。单纯收缩期高血压也可按照收缩压水平分为1、2、3级。高血压患者心血管危险分层标准见表4-2。

表4-2　高血压患者心血管危险分层标准

其他危险因素和病史	血压（mmHg）		
	1级（收缩压140～159或舒张压90～99）	2级（收缩压160～179或舒张压100～109）	3级（收缩压≥180或舒张压≥110）
无其他危险因素	低危	中危	高危
1～2个危险因素	中危	中危	极高危
≥3个危险因素，或靶器官损害	高危	高危	极高危
有并发症或合并糖尿病	极高危	极高危	极高危

五、治疗

1. 生活方式干预

（1）减少钠盐摄入：限制烹调用盐，世界卫生组织（World Health Orgnization，WHO）建议每人每日摄盐量应在6g以下，避免腌制、熏烤食品等。

（2）减轻体重：将体质指数（body mass index，BMI）尽可能控制在< 24kg/m^2。

（3）减少脂肪摄入：膳食中脂肪量应控制在总热量的25%以下。少吃富含胆固醇的食物，如动物脂肪、内脏、鱼子、软体动物、甲壳类食物及鸡蛋等。

（4）补充钙和钾盐：多吃新鲜蔬菜（每日400～500g以上）和水果（香蕉、橘子等）、喝牛奶（500ml以上）等。

（5）戒烟、限酒：高血压患者应戒烟。由于饮酒可增加对所用降压药物的抗药性，饮酒量每日不可超过相当于20g

乙醇的量。

（6）适当运动：适当运动有利于减轻体重和改善胰岛素抵抗，提高心血管调节适应能力，稳定血压水平。

（7）减轻精神压力，保持心态平稳。

2．降压药物治疗

目前常用的降压药物有利尿剂、β受体阻滞剂、钙通道阻滞剂、血管紧张素转换酶抑制剂及血管紧张素Ⅱ受体拮抗剂5类，各类代表药物名称、剂量和用法见表4-3。

表4-3　常用降压药名称、剂量和用法

药物分类	药物名称	剂量	用法
利尿药	氢氯噻嗪	12.5mg	1～2次/天
	氨苯蝶啶	50mg	1～2次/天
	氯噻酮	25～50mg	1次/天
	呋噻米	20～40mg	1～2次/天
	螺内酯	20～40mg	1～2次/天
	阿米洛利	5～10mg	1次/天
β受体阻滞剂	普奈洛尔	10～20mg	2～3次/天
	美托洛尔	25～50mg	2次/天
	阿替洛尔	50～100mg	1次/天
	比索洛尔	5～10mg	1次/天
	卡维洛尔	12.5～25mg	1～2次/天
钙通道阻滞剂	硝苯地平	5～10mg	3次/天
	硝苯地平控释剂	30～60mg	1次/天
	氨氯地平	5～10mg	1次/天
	维拉帕米缓释剂	240mg	1次/天
	地尔硫䓬缓释剂	90～180mg	1次/天

续表

药物分类	药物名称	剂量	用法
血管紧张素转换酶抑制剂	卡托普利	12.5～50mg	2～3次/天
	伊那普利	10～20mg	2次/天
	贝那普利	10～20mg	1次/天
	培哚普利	4～8mg	1次/天
血管紧张素Ⅱ受体拮抗剂	缬沙坦	80～160mg	1次/天
	氯沙坦	50～100mg	1次/天
	伊贝沙坦	150～300mg	1次/天
	替米沙坦	40～80mg	1次/天

使用药物时从小剂量开始，优先选择长效制剂，联合用药及个体化。一般主张血压控制在140/90mmHg以下，对于年龄在60岁以下、高血压合并糖尿病或慢性肾病者，血压宜控制在130/80mmHg以下；但降压不宜过快过低，尤其对老年患者；老年收缩期性高血压应使收缩压降至140～150mmHg，舒张压＜90 mmHg、但不低于65～70 mmHg。

3．高血压急症

(1) 治疗原则：及时降低血压但必须控制性降压，合理选择降压药（要求起效迅速，持续时间短，停药后作用消失较快，不良反应较小），避免使用不合适的药物（如利血平、强力利尿药等）。

(2) 降压药治疗：①常首选硝普钠，能同时直接扩张静脉和动脉，降低前、后负荷。开始10μg/min静滴，逐渐增加剂量以达到降压作用，临床常用最大剂量为200μg/min。使用硝普钠必须密切监测血压。②硝酸甘油扩张静脉和选择性扩张冠状动脉和大动脉。开始以5～10μg/min静滴，后可调至100～200μg/min，静滴。主要用于高血压急症伴急性心力衰竭或急性冠状动脉综合征。③尼卡地平降压同时改善脑血流量，开始 0.5μg/（kg·min）静滴，逐渐增加至 10μg/（kg·min）。

六、健康宣教

1．告诉患者及亲属重视与本病有关的危险因素及其对机体的危害，坚持长期的饮食、运动、药物治疗，控制血压于正常或接近正常水平，减少对靶器官的损害。

2．指导患者坚持合理膳食，进低盐、低脂、低胆固醇饮食等；肥胖者控制体重，减少每日总热量摄入，养成良好的饮食习惯。

3．指导患者改变不良生活方式，做到戒烟限酒，劳逸结合，保证充足睡眠，自我调整心态，保持乐观情绪。

4．指导患者选择适当的有氧运动，如散步、慢跑、骑车、健身操、太极拳等；避免重体力劳动及精神过度紧张、过长时间的工作。

5．指导患者及亲属熟悉有关药物的名称、剂量、用法、作用和副作用；帮助患者建立长期治疗的思想准备；必须按时服药，不可随意增减药量或突然撤换、停用药物，减少并发症；提醒患者注意药物的不良反应，并学会自我监测。

6．指导患者及亲属测量、记录血压的方法，门诊定期随访，当血压控制不满意、出现靶器官受损或其他药物副作用应立即就诊。

七、转诊指征

1．初诊患者转诊条件　①合并严重的临床情况或靶器官损害。②患者年轻且血压水平高达三级。③怀疑继发性高血压。④妊娠和哺乳期妇女。

2．随诊高血压转诊条件　①按治疗方案用药 2～3 个月，血压不达标。②血压控制平稳的患者，再度血压升高并难以控制。③血压波动较大。④出现新的临床疾病。⑤出现不能解释或难以处理的药物不良反应。⑥高血压伴发多重危险因素或靶器官损害。

（徐　敏）

第三节　消化性溃疡

消化性溃疡主要是指胃、十二指肠黏膜被胃酸、胃蛋白酶等自身消化而形成的慢性溃疡，发生于胃黏膜者叫胃溃疡，发生于十二指肠者叫十二指肠溃疡，胃、十二指肠均有溃疡者叫胃、十二指肠复合溃疡。消化性溃疡是一种全球性的常见病，约 10% 的人在其一生中患过本病。十二指肠溃疡发生率多于胃溃疡，以青壮年人居多，约比胃溃疡患者年轻10 岁，胃溃疡患者多见于中老年人。两者发生比约为 3 ：1。

一、病因

1．幽门螺杆菌（helicobacter pylori，Hp）感染　是目前造成消化性溃疡的主要致病因素之一。临床研究发现，胃溃疡患者的 Hp 感染率达 80% ～ 90%，十二指肠溃疡患者高达 90% ～ 100%。根除 Hp 可加速黏膜溃疡的愈合，并能降低溃疡的复发。

2．胃酸、胃蛋白酶的自身消化　是形成消化性溃疡的又一重要病因。各种致病因子削弱胃黏膜的保护能力，导致胃酸、胃蛋白酶侵蚀黏膜，形成自身消化而发生溃疡。尤其是十二指肠溃疡者，胃液分析发现患者的基础泌酸量明显高于常人，所以临床常有无酸则无溃疡之说。

3．药物　长期服用非甾体抗炎药（nonsteroidal antiinflammatory drugs，NSAIDs）、糖皮质激素、氯吡格雷、化疗药物、西罗莫司、双膦酸盐等药物，易导致胃黏膜损伤而发生消化性溃疡。

4．**遗传易感性**　临床研究发现，部分十二指肠溃疡患者有家族史。其壁细胞总数和壁细胞每小时盐酸分泌量均高于正常人约 1 倍。家族史提示存在较大的遗传易感性。

5．**胃排空障碍**　常见于幽门梗阻、慢性肠梗阻、功能性消化不良者。胃排空障碍常损伤胃黏膜或刺激胃窦 G 细胞持续分泌促胃泌素。

6．**其他**　应激、吸烟、饮酒、长期精神紧张、进食无规律等，是引起消化性溃疡常见的诱因。

就黏膜保护和胃酸损伤机制而言，胃溃疡以黏膜屏障保护功能降低为主，十二指肠溃疡则以胃酸分泌增多致损伤增强起主导作用。

二、临床表现

1．**症状**　消化性溃疡的主要症状是上腹部疼痛或不适，疼痛性质多呈钝痛、灼痛或饥饿样痛，一般较轻而能耐受，持续性剧痛提示溃疡穿孔。少部分患者症状轻或无症状，部分患者以上消化道出血、穿孔等并发症为首发表现。上腹痛典型的特点是慢性经过，周期性发作，疼痛呈节律性。应激、过劳、精神紧张、进食无规律、吸烟等因素可诱发疼痛，病程长短不一，短者数年，长者可达数十年，好发于秋冬或冬春之交季节，发作与缓解交替出现。节律性上腹痛是指腹痛与进食的关系，胃溃疡多为餐后痛，表现为进食后 1h 内出现疼痛或疼痛加重，经 1～2 小时后逐渐缓解；十二指肠溃疡多为饥饿样痛和（或）夜间痛，腹痛常持续出现在两餐之间，直至下餐进食后缓解。由于夜间胃酸较高，尤其在睡前曾进食者，可发生半夜疼痛。

2．**体征**　缓解期无明显体征，发作时十二指肠溃疡可在中上腹部，或在脐上方，或在脐上方偏右处出现压痛；胃溃疡多在中上腹稍偏高处，或在剑突下，或剑突下偏左处出现局限性压痛。

3．特殊溃疡　胃、十二指肠复合溃疡，幽门管溃疡，球后溃疡，巨大溃疡，老年人与儿童期溃疡等，均有其相应的特殊表现。

4．并发症

（1）上消化道出血：是消化性溃疡最常见的并发症。因溃疡侵蚀血管而引起多少不等的出血。少量出血可无症状或仅有黑粪，中等量及以上出血者常呕吐咖啡样胃内容物，排柏油样便，大量出血者除有呕血、黑粪表现外，尚有头晕、心悸、脉搏细速、意识障碍、休克等低血容量的表现。

（2）穿孔：溃疡逐渐向深处侵蚀可穿过浆膜层，将出现三种情况：①破溃入腹腔引起急性弥漫性腹膜炎，腹痛由上腹部开始向全腹蔓延，呈持续而加重的剧痛，腹肌板样强直，压痛、反跳痛，肝浊音界消失，可有休克表现；②穿透后受阻于邻近的肝、胰、脾等实质性器官，病情发展较慢，腹痛失去节律性，持续而顽固；③穿入空腔脏器形成瘘管，胃或十二指肠溃疡破入十二指肠、横结肠或胆总管，经钡餐或 CT 检查可确诊。

（3）幽门梗阻：多由十二指肠球部溃疡或幽门管溃疡引起，因急性炎性水肿、痉挛或慢性炎症瘢痕压迫所致。餐后腹胀明显，常呕吐酸臭或隔夜食物，呕吐后症状可缓解，长期大量呕吐可出现水、电解质、酸碱平衡紊乱、营养不良等。

（4）癌变：溃疡由良性演变为恶性的概率很低，目前报道胃溃疡的癌变率不到 1%，十二指肠溃疡一般不发生癌变。

三、实验室及其他辅助检查

1．胃镜及黏膜活检是确诊消化性溃疡的首选检查方法，可直接观察胃十二指肠黏膜，也可进行活组织病理检查，对并发症的诊断及良性、恶性溃疡的鉴别具有重要的价值。内镜直视下，可见溃疡通常呈圆形、椭圆形或线形，直径一般< 10mm，边缘锐利，基底多平滑，常覆盖有灰白色或灰黄色苔膜，周围黏膜充血、水肿，略隆起。穿孔或高度怀疑穿孔者，忌做胃镜检查；上消化道大出血后生命体征不稳定者，应慎重选择胃镜检查。

2．X 线钡餐除消化道出血急性期一般不适宜直接进行X 线钡餐检查外，为了解胃十二指肠的运动情况；有胃镜检查禁忌证者；不愿接受胃镜检查和没有胃镜检查设备时，均可考虑选择 X 线钡餐检查。X 线钡餐的直接征象为钡液填充的溃疡凹陷面形成的圆形或椭圆形龛影，间接征象为局部压痛、胃大弯侧痉挛性切迹、十二指肠球部激惹或畸形等。

3．Hp 检查有消化性溃疡病史者，无论溃疡是否处于活动期，均应做 Hp 检查。绝大多数患者可检出 Hp。

4．血常规及粪隐血实验主要用于消化道出血、感染、营养不良等的诊断。

四、诊断

根据患者慢性病程、反复周期性发作的上腹节律性疼痛的病史，结合胃镜检查可以确诊。不能做胃镜检查者可行 X 线钡餐检查，发现龛影亦可诊断溃疡。诊断过程中应注意排除其他引起慢性上腹痛的疾病如慢性胃炎、胃癌、胃泌素瘤及胃神经官能症等。

五、治疗

消化性溃疡的治疗目标为：祛除病因，控制症状，促进溃疡愈合，预防复发，减少或避免并发症。

1．抑制胃酸分泌

（1）H_2 受体拮抗剂：因其疗效较好，用药方便，价格适中，不良反应较少，成为治疗消化性溃疡的主要药物之一，常用代表药有雷尼替丁（150mg，每日2次）、法莫替丁（20mg，每日2次）、尼扎替丁（150mg，每日2次）等。

（2）PPI：PPI 与 H^+-K^+-ATP 酶结合，使其失去活性，而具有强烈的抑酸作用，作用时间长达72小时，是难治性溃疡和伴有消化道出血溃疡治疗的首选药物。另外，PPI 可增强抗 Hp 抗生素的杀菌作用，故溃疡愈合率略高于 H_2 受体拮抗剂。常用代表药有奥美拉唑（20mg，每日一次）、兰索拉唑（30mg，每日一次）、埃索美拉唑（40mg，每日一次）等。

应用抑酸药物的疗程通常为 4～6 周，部分患者应用需达8周。

2．抗 Hp 治疗

Hp 感染是目前研究发现导致消化性溃疡最主要的致病因素之一，因此，抗 Hp 治疗是治愈溃疡、预防复发的重要措施，不论溃疡活动与否，都应积极采取抗 Hp 治疗。根除 Hp 常用的治疗方案是1种 PPI 或（和）1种铋剂加2种抗生素行三联或四联治疗，如 PPI+ 阿莫西林 + 克拉霉素或 PPI+ 阿莫西林 + 克拉霉素 + 铋剂，常规疗程 7～14 天，维持治疗1个月。常用的抗生素有克拉霉素、甲硝唑、替硝唑、羟氨苄青霉素、喹诺酮类抗生素，这些抗生素在酸性环境下不能正常发挥其抗菌作用，需要联合 PPI 或铋剂抑制胃酸，才能发挥治疗作用。常用的铋剂有枸橼酸铋钾、果胶铋、次碳酸铋。可根据患者对药物的敏感性，恰当选择适宜的联合治疗方案。

3．保护胃黏膜

（1）铋剂：铋剂在酸性环境中呈胶体状，与溃疡基底面形成蛋白 - 铋复合物，覆盖于溃疡表面，隔断胃酸、胃蛋白酶对黏膜的自身消化作用。另外，铋剂可以包裹 Hp 菌体、干扰 Hp 代谢，能够发挥协同抗菌作用。常用枸橼酸铋钾 240mg，每天2次。铋剂可使粪便变黑，长时间应用可致便秘，因主要从尿液排泄，肾功能不良者慎用。

（2）弱碱性抗酸剂：利用碱性药物对胃酸的中和作用，达到削减胃酸、缓解疼痛的目的。常用的有铝碳酸镁，500～1000mg，每天3次；硫糖铝，1g，每天3～4次；磷酸铝凝胶，20～40g，每天2～3次；氢氧化铝凝胶，200～320mg，每天3次。长时间应用可致酸碱平衡紊乱。

4．内镜及手术治疗

溃疡并发上消化道大出血经内科药物治疗无效，急性穿孔、慢性穿透性溃疡，慢性瘢痕性幽门梗阻，疑有癌变者等严重并发症，均应考虑内镜或手术治疗。

六、健康宣教

消化性溃疡属于可防可治的常见消化道慢性疾病，重点在于教育患者戒烟限酒，不饮浓茶、咖啡及其他刺激性饮料，改善并养成良好的饮食卫生习惯，因 Hp 可经消化道途径在家庭成员之间播散，应注意采取消化道隔离措施。建议活动期有症状患者适当休息，减轻精神压力，停服 NSAIDs 药物，遵医嘱用药，酌情加用抑酸剂及黏膜保护剂。抗溃疡治疗服药时间长，应注意药物副作用，及时随诊，消化性溃疡可满意治愈。

七、转诊指征

消化性溃疡一般经 H_2 受体拮抗剂、PPI 及抗 Hp 等规范治疗后均可痊愈。当遇到：药物治疗无效的上消化道大出血；发生急性穿孔、慢性穿透性溃疡；溃疡瘢痕导致幽门梗阻；既往有胃溃疡病史，近期疼痛节律发生改变，伴有消瘦、贫血、呕血或便血，疑为溃疡癌变等情况，应立即考虑转诊。

（钟云龙）

第四节 糖尿病

糖尿病是一组以慢性血葡萄糖（简称血糖）水平增高为特征的代谢性疾病，是由于胰岛素分泌和（或）作用缺陷所引起。长期碳水化合物以及脂肪、蛋白质代谢紊乱可引起多系统损害，导致眼、肾、神经、心脏、血管等组织器官的慢性进行性病变，引起功能减退及衰竭；病情严重或应激时可发生急性严重代谢紊乱。

糖尿病是常见病、多发病，其患病率逐渐增长的流行趋势，已成为继心血管病和肿瘤之后的第三大非传染性疾病，是严重威胁人类健康的世界性公共卫生问题。

一、糖尿病分型

目前国际上通用 WHO 糖尿病专家委员会（1999）的病因学分型标准，将糖尿病分为四型，即 1 型糖尿病（diabetes mellitus type 1，T1DM），2 型糖尿病（diabetes mellitus type 2，T2DM），其他特殊类型糖尿病和妊娠期糖尿病（gestational diabetes mellitus，GDM）。

二、病因

糖尿病的病因和发病机制极为复杂，尚未完全阐明。

1. 1 型糖尿病可能与遗传因素、环境因素（如病毒感染、药物、化学物质与食物）、自身免疫等有关。

2. 2 型糖尿病

（1）遗传因素：2 型糖尿病有更明显的家族聚集现象。

（2）环境因素：包括人口老龄化、现代生活方式、营养过剩、体力活动不足、子宫内环境以及应激、化学毒物等。

（3）胰岛素抵抗和 B 细胞功能缺陷。

三、临床表现

1. 代谢紊乱症状群"三多一少"，即多尿、多饮、多食和体重减轻是糖尿病的典型表现。血糖升高后因渗透性利尿引起多尿，而外周组织对葡萄糖利用障碍，脂肪、蛋白质的分解代谢增加所致。1 型糖尿病起病快，病情重，症状较为明显。2 型糖尿病起病慢，病情相对较轻。另外，患者可有皮肤瘙痒，尤其女性外阴瘙痒等。其他症状可有四肢酸痛、麻木、腰痛、性欲减退、阳萎、月经失调、便秘等。

2. 并发症和（或）伴发病

（1）急性并发症

糖尿病酮症酸中毒（diabetic ketoacidosis，DKA）最常见。糖尿病代谢紊乱加重时，脂肪分解增加，大量脂肪酸在肝经 β 氧化产生大量乙酰乙酸、β- 羟丁酸和丙酮，三者统称为酮体。血酮升高，尿酮排出增多，称为酮症。乙酰乙酸、β-羟丁酸为较强的有机酸，消耗体内储备碱，晚期失代偿发生代谢性酸中毒。

1）诱因：1 型糖尿病患者有自发 DKA 倾向，2 型糖尿病患者可在感染、胰岛素治疗中断或不适当减量、饮食不当、各种应激如创伤、手术、妊娠和分娩等诱因下出现。

2）临床表现：多数患者在发生意识障碍前有糖尿病症状加重表现。初感疲乏无力、极度口渴、多尿多饮；当酸中毒后，病情迅速恶化，食欲减退、恶心、呕吐、头痛、嗜睡，呼吸深快，呼气中有烂苹果味（丙酮）；后期严重失水，尿量减少、皮肤干燥，血压下降、心率加快；晚期各种反射迟钝，甚至消失，出现昏迷。少数患者表现为腹痛，酷似急腹症。

（2）感染：糖尿病患者常反复发生疖、痈等皮肤化脓性感染，也可致皮肤真菌感染，以足癣、体癣常见。女性患者常并发真菌性阴道炎和巴氏腺炎，也易出现泌尿道感染。

（3）慢性并发症

1）大血管病变：糖尿病患者易伴发动脉粥样硬化。主要侵犯主动脉、冠状动脉、脑动脉、肾动脉和肢体外周动脉等，引起冠状动脉粥样硬化性心脏病（冠心病）、脑血管病、肾动脉硬化、肢体动脉硬化等。

2）微血管病变：典型改变是微循环障碍和微血管基底膜增厚。主要包括①糖尿病肾病：主要为毛细血管间肾小球硬化症，是1型糖尿病的主要死因。②糖尿病性视网膜病变，是失明的主要原因之一。③其他：心脏微血管病变和心肌代谢紊乱可引起糖尿病心肌病。

3）神经病变：病变部位以周围神经最为常见，通常为对称性，下肢较上肢严重。主要表现为肢端感觉异常；后期可有运动神经受累；自主神经损害影响胃肠、心血管、泌尿和性器官功能，表现为瞳孔改变、排汗异常、直立性低血压、心动过速、腹泻或便秘、尿失禁等。

4）糖尿病足：糖尿病足是截肢、致残的主要原因。

四、实验室检查

1．尿糖测定　尿糖阳性是诊断糖尿病的重要线索。尿糖阴性不能排除糖尿病可能。

2．血糖测定　血糖升高是诊断糖尿病的主要依据，也是判断病情和控制情况的主要指标。

3．口服葡萄糖耐量试验（oral glucose tolerance test, OGTT）　当血糖高于正常范围而又未达到诊断糖尿病标准时，须进行OGTT。

4．糖化血红蛋白（GHbA1）和糖化血浆白蛋白测定 GHbA1测定可反映采血前8～12周血糖的总水平，为糖尿病控制情况的监测指标之一。以GHbA1C（A1C）最为重要。

果糖胺反映患者近 2～3 周内总的血糖水平，为糖尿病患者近期病情监测的指标。

5．血浆胰岛素和 C 肽测定 有助于了解胰岛 B 细胞功能。

五、诊断

糖尿病诊断以血糖异常升高作为依据。目前采用我国糖尿病学 1999 年版诊断标准：①糖尿病症状 + 任意时间血浆血浆血糖 ≥ 11.1mmol/L。②空腹血浆葡萄糖（fasting plasma glucose，FPG）≥ 7.0mmol/L。③ OGTT 中 2 小时血糖值（2h PG）≥ 11.1mmol/L。以上三条中符合任何一条，且在另一日再测一次证实，诊断即可成立。

六、治疗

糖尿病的治疗强调早期和长期、综合治疗及治疗措施个体化的原则。国际糖尿病联盟（International Diabetes Federation，IDF）提出了糖尿病治疗的 5 个要点为：医学营养治疗、运动疗法、血糖监测、药物治疗和糖尿病教育。

1．医学营养治疗 是重要的基础治疗措施，对 1 型、2 型糖尿病患者均应长期严格执行。医学营养治疗方案包括：

（1）计算总热量：首先计算理想体重［理想体重（kg）= 身高（cm）−105］，根据理想体重和工作性质等，计算每日所需总热量。

（2）营养物质含量：糖类约占饮食总热量 50%～60%。蛋白质含量一般不超过总热量 15%，成人每日每公斤理想体重 0.8～1.2g，儿童、孕妇、乳母、营养不良或伴有消耗性疾病者增至 1.5～2.0g。脂肪约占总热量 30%。

（3）合理分配：根据生活习惯、病情等，将热量换算为食品后制订食谱。可按每日三餐分为 1/5、2/5、2/5 或 1/3、

1/3、1/3。

2．体育锻炼 应进行有规律的合适运动，循序渐进和长期坚持。

3．病情监测 定期监测血糖，每 3 ～ 6 个月定期复查 GHbA1，每年 1 ～ 2 次全面复查。

4．口服药物治疗

（1）促胰岛素分泌剂：包括磺脲类和非磺脲类。

磺脲类刺激胰岛 B 细胞分泌胰岛素。常用药物：第一代如甲苯磺丁脲；第二代有格列本脲（2.5 ～ 5mg，早餐前半小时服用，或早晚餐前 2 次服药）、格列吡嗪、格列齐特和格列美脲等。常见不良反应的低血糖反应。非磺脲类也称格列奈类，是一类快速作用的胰岛素促分泌剂，降血糖作用快而短，主要用于控制餐后高血糖。常用药物有瑞格列奈（每次 0.5 ～ 4mg）、那格列奈。

（2）双胍类：主要作用机制是抑制肝葡萄糖输出，也可改善外周组织对胰岛素的敏感性、增加其对葡萄糖的摄取和利用。用于 2 型糖尿病，尤其是肥胖者。常用药物有二甲双胍（500 ～ 1500mg，分 2 ～ 3 次口服）。常见不良反应主要是消化道反应如口干、口苦、食欲减退、恶心、呕吐等。严重的不良反应是乳酸性酸中毒。

（3）α- 葡萄糖苷酶抑制剂：该类药物可延迟碳水化合物吸收，降低餐后高血糖。作为 T2DM 第一线药物，尤其适用于空腹血糖正常而餐后高血糖者。常用药物有阿卡波糖（50 ～ 100mg，每日 3 次）、伏格列波糖。常见不良反应为胃肠反应，如腹胀、排气增多或腹泻。

5．胰岛素治疗

（1）适应证：① T1DM；② DKA、高血糖高渗状态和乳酸性酸中毒伴高血糖；③各种严重的糖尿病急性或慢性并发症；④手术、妊娠和分娩；⑤ T2DM B 细胞功能明显减退者；⑥某些特殊类型糖尿病。

（2）胰岛素制剂：按作用起效快慢和维持时间，胰岛素制剂可分为短（速）效、中效和长（慢）效三类。胰岛素制剂皮下注射作用时间见表4-4。

表4-4 胰岛素制剂皮下注射作用时间

| 作用类别 | 制剂 | 皮下注射作用时间（h） | | |
		开始	高峰	持续
速（短）效	普通胰岛素	0.5	2 ~ 4	6 ~ 8
中效	低精蛋白胰岛素 慢胰岛素锌混悬液	1 ~ 3	6 ~ 12	18 ~ 26
长效	精蛋白锌胰岛素 特慢胰岛素锌混悬液	3 ~ 8	14 ~ 24	28 ~ 36

（3）治疗原则和方法：胰岛素治疗应在一般治疗和医学营养治疗基础上进行。从小剂量开始，根据血糖水平逐渐调整，直至血糖得到良好的控制。

胰岛素的主要不良反应是低血糖反应，与剂量过大和（或）饮食失调有关，多见于接受强化胰岛素治疗者。起病急，常有饥饿感、多汗、颤抖、心悸、无力、面色苍白、头晕、思维迟钝、视物不清、步态不稳等表现，严重者出现意识障碍，甚至昏迷。轻症可口服糖水，重症昏迷者，应立即静脉注射50%葡萄糖。

6. 糖尿病酮症酸中毒抢救

（1）补液：是治疗的关键环节。开始使用生理盐水，当血糖下降至13.9mmol/L时改用5%葡萄糖液（每2 ~ 4g葡萄糖加入1U短效胰岛素）。如患者无心力衰竭，开始时输液速度较快，在1 ~ 2小时内输入生理盐水1000 ~ 2000ml，以后根据脱水情况决定输液量和速度。一般首日输液量约为

4000～6000ml，严重失水者可达 6000～8000ml。

（2）胰岛素治疗：目前均采用小剂量（短效）胰岛素治疗方案，即每小时给予每公斤体重 0.1U 胰岛素。当血糖降至 13.9mmol/L 时开始输入 5% 葡萄糖溶液。病情稳定后过渡到胰岛素常规皮下注射。

（3）纠正电解质及酸碱平衡失调：轻症酸中毒经上述治疗后即可自行纠正。严重酸中毒（血 pH < 7.1）应补碱治疗（如 5% 碳酸氢钠）。注意血钾水平，治疗前血钾低于正常，立即开始补钾；血钾正常或高于正常，暂缓补钾。

（4）防治诱因和处理并发症：积极治疗感染、心力衰竭、心律失常、肾衰竭和脑水肿等。

七、健康教育

糖尿病健康教育是重要的基础治疗措施之一，是治疗成败的关键。健康教育包括糖尿病防治专业人员的培训，医务人员的继续教育，患者及其家属和公众的卫生保健教育。糖尿病是终身疾病，治疗需持之以恒。让患者学会正确使用便携式血糖计，掌握医学营养治疗和体育锻炼的具体要求，使用降血糖药物的注意事项，学会胰岛素注射技术等。生活应规律，戒烟和烈性酒，讲究个人卫生，预防各种感染。

八、转诊指征

1．1 型糖尿病最开始使用胰岛素治疗。

2．各种严重急、慢性并发症，如糖尿病酮症酸中毒、非酮症高渗性昏迷、冠心病、肾衰竭、失明等。

3．合并严重感染者。

（王　刚）

第五章　常见意外伤害与急危重症

第一节　常见损伤与骨折

生活中因各种情况致意外伤害时有发生，如常见的损伤有颅脑损伤、腹部损伤、骨折等。常见的意外伤害分述如下。

一、颅脑损伤

（一）病因

主要因交通事故、坠落、跌倒等意外所致，也可因火器伤造成。

（二）临床表现

1. 脑震荡　脑震荡是最轻的脑损伤，其特点为伤后即刻发生短暂的意识障碍和近事遗忘。其表现有：①伤后立即出现短暂的意识丧失，持续数分钟，一般不超过半小时。②可伴有面色苍白、瞳孔改变、冷汗、血压下降、脉搏细弱、呼吸浅慢等表现。③意识恢复后，对受伤当时和受伤前近期的情况不能回忆，即逆行性遗忘。④多有头痛、头晕、疲乏无力、失眠、耳鸣、畏光、情绪不稳、记忆力减弱等症状，一般持续数日，少数患者持续时间较长。⑤神经系统查体多无阳性体征，腰椎穿刺脑脊液检查或 CT 等多无异常。

2. 脑挫裂伤　脑挫裂伤患者的临床表现可因损伤部位、范围、程度不同而相差悬殊。轻者仅有轻微症状，重者深昏迷，甚至死亡。表现包括：①意识障碍，伤后立即发生，持续时间长短不一，与脑损伤轻重相关。②头痛、恶心、呕吐。③轻度和中度的脑挫裂伤，患者的血压、脉搏、呼吸多无明显改变；严重脑挫裂伤，出现血压上升、脉搏徐缓、呼吸深慢等。④局部症状和体征，伤后立即出现与脑挫裂伤部位相应的神经功能障碍或体征，如运动区损伤出现对侧瘫痪，语言中枢损伤出现失语等。

3. 颅内血肿　颅内血肿是颅脑损伤中最常见最严重的继发病变，如不能及时诊断处理，多因进行性颅内压增高，形成脑疝而危及生命。按部位分为：硬脑膜外血肿、硬脑膜下血肿、脑内血肿。

（1）硬脑膜外血肿

临床表现：①进行性意识障碍：原发脑损伤轻，伤后无原发昏迷，待血肿形成后开始出现意识障碍（清醒→昏迷）；原发脑损伤略重，伤后一度昏迷，随后完全清醒或好转，但不久又陷入昏迷（昏迷→中间清醒／意识好转→昏迷）；原发脑损伤较重，伤后昏迷进行性加重或持续昏迷。②颅内压升高症状，如头痛、恶心、呕吐等，伴血压升高、呼吸和脉搏缓慢等生命体征改变。③瞳孔改变，幕上血肿达到一定程度时，可形成小脑幕切迹疝，出现患侧瞳孔先缩小，后患侧瞳孔散大，最后双侧瞳孔散大。④神经系统体征。单纯的硬脑膜外血肿，早期较少出现神经受损体征，仅在血肿压迫脑功能区时，才有相应的阳性体征。

（2）硬脑膜下血肿

临床表现：①意识障碍，伴有脑挫裂伤的急性复合型血肿患者多表现为持续昏迷或昏迷进行性加重。②颅内压增高，如头痛、恶心、呕吐及生命体征改变。③瞳孔改变，复合型血肿病情进展迅速，引起脑疝出现瞳孔改变。④神经系统体征，伤后立即出现的偏瘫等征象，系因脑挫裂伤所致；逐渐出现的体征，则为血肿压迫功能区或脑疝的表现。⑤智力和精神症状，如记忆力减退、智力障碍、精神迟钝或失常，多见于慢性硬膜下血肿。

（3）脑内血肿

脑内血肿的临床表现与伴有脑挫裂伤的复合性硬脑膜下血肿的症状相似，而且两者常同时存在。

（三）诊断

根据受伤史，伤后出现的意识障碍、局灶症状和体征如瞳孔改变、偏瘫等，可初步诊断。确诊常需依靠头颅CT、MRI等必要的辅助检查。

（四）实验室及其他辅助检查

1. 颅骨X线平片患者情况允许时应作为常规检查。可确定有无骨折及类型，根据骨折线的走行判断颅内可能出现的损伤。

2. 头颅CT是目前对颅脑损伤诊断最理想的一项检查方法。可以判断损伤的类型，血肿的大小、数量和位置等，但需送至有条件的医院进行。

3. 头颅MRI较少用于急性颅脑损伤的检查。与CT相比，各有优点，但需送至有条件的医院进行。

（五）治疗

1. 现场急救

（1）保持呼吸道通畅：立即清除口、鼻腔内的分泌物，采取头侧卧或后仰，必要时就地气管内插管或气管切开。主要由于急性颅脑损伤患者可能因呕吐物、血液等吸入气管造成窒息。

（2）制止活动性外出血：对可见的较粗动脉的搏动性喷血可用止血钳夹闭血管；对已暴露脑组织的开放性创面出血可用吸收性明胶海绵贴附再以干纱布覆盖，包扎不宜过紧；静脉窦出血现场处理较困难，许可时使伤员头高位或半坐位转送至医院进一步处理。

2. 院内处理

（1）维持有效循环：及时有效的止血，快速输血是防止休克，避免循环衰竭最有效的方法。但应注意，急性颅脑损伤时为防止加重脑水肿不宜补充大量液体。

（2）局部创面处理：清除创面异物后用生理盐水或凉开

水冲洗，再用无菌敷料覆盖包扎。尽早应用抗生素和破伤风抗毒素。

（3）积极防治脑疝：若患者出现昏迷及瞳孔不等大时，静推或快速静脉滴注 20% 甘露醇 250ml，同时用呋塞米 40mg 静推后立即送伤及医院救治。注意观察患者的意识和瞳孔变化。

3. 脑震荡治疗不需特殊治疗，卧床休息 5～7 天，酌情使用镇静、镇痛药物，做好解释工作，消除患者的畏惧心理。多数患者在 2 周内恢复正常，预后良好。

（六）转诊指征

凡是有颅脑损伤的患者要尽快送上级医院进行抢救治疗。转运前或转运同时进行止血、包扎、固定、开放气道、输液、抽血配血等处理。

转送途中应严密观察患者的意识状态、呼吸、血压、脉搏、体温等。途中保持呼吸道通畅，必要时开放气道。配备 20% 甘露醇、呋塞米、控制抽搐的药物、球囊辅助呼吸器等，以防患者病情发生变化。

二、腹部损伤

腹部损伤按是否穿透腹壁，腹腔是否与外界相通分为开放性和闭合性两类。有腹膜破损的开放性损伤为穿透伤（多伴内脏损伤），无腹膜破损者为非穿透伤（偶伴内脏损伤）。闭合性损伤可能仅局限于腹壁，也可同时兼有内脏损伤。

（一）病因

开放性损伤常由刀刃、枪弹、弹片等利器所引起，闭合性损伤常为坠落、碰撞、冲击、挤压、拳打脚踢、棍棒等暴力所致。无论开放或闭合性损伤，都可导致腹部内脏受损。

（二）临床表现

由于致伤原因及伤情不同，腹部损伤临床表现可有很大差异。

1．实质脏器损伤　肝、脾、胰腺、肾等或大血管损伤主要表现为腹腔内（或腹膜后）出血。包括面色苍白、脉率加快，血压不稳，甚至休克。

2．空腔脏器损伤　胃肠道、胆道、膀胱等主要表现为弥漫性腹膜炎。最为突出的是腹膜刺激征，程度因空腔脏器内容物不同而异（胃液、胆汁、胰液最强，肠液次之，血液最轻）。

（三）诊断

诊断应考虑以下情况。

1．有无内脏损伤　有下列情况之一，应考虑腹腔内脏器损伤：①早期出现休克（尤其是出血性休克）；②腹痛持续性或进行性加重伴恶心、呕吐等症状；③有明显腹膜刺激征；④有气腹表现；⑤腹部移动性浊音阳性；⑥有便血、呕血或血尿；⑦直肠指诊发现前壁有压痛或波动感，或指套染血。

2．什么脏器受损伤　例如有恶心、呕吐、便血者多为胃肠道损伤；有排尿困难、血尿、会阴或外阴牵涉痛，多为泌尿系脏器损伤；有下位肋骨骨折者，注意肝或脾破裂的可能等。

3．是否为多发性损伤。

（四）实验室及其他辅助检查

1．腹部X线平片　立位平片表现为膈下新月形阴影，提示腹腔内有游离气体，为胃肠道破裂的证据。

2．腹部超声　主要用于诊断肝、脾、胰、肾等实质性脏器的损伤。

3．腹部CT　对实质性脏器损伤具有重要价值，但需送上级医院进行。

4．血常规　血细胞、血红蛋白进行性下降提示有腹腔内出血。

（五）治疗

1. 紧急处理 及时开放静脉通道，补充液体。对于腹痛患者，诊断未明确前，不宜使用强力镇痛药物，以免遮掩病情进展。所有诊断或怀疑腹部损伤的患者，初期一律禁饮食，以免加重腹腔污染影响后续手术治疗。对于腹壁破裂内脏脱出者，不能现场将脱出内脏放回，应用消毒碗覆盖脱出脏器，转入医院后在手术室消毒、检查、处置后还纳。

2. 密切观察 对于暂时不能明确有无腹腔内损伤的患者，应严密监测其生命体征、腹部体征等。包括：每 15～30 分钟测定血压、脉搏、呼吸；每 30 分钟注意腹膜刺激征的变化；每 30～60 分钟测定一次红细胞计数、血红蛋白含量。

3. 对症处理 积极补充血容量，防止休克；注射广谱抗生素，预防和治疗可能存在的腹腔感染；怀疑有空腔脏器破裂或明显腹胀者，应行胃肠减压。

（六）转诊指征

腹部损伤患者如有明确或怀疑器官损伤，均应转上一级医院继续治疗。

转送过程中注意：严密观察病情，随时了解患者的意识状态、腹痛的变化，定时测定血压、脉搏、呼吸等生命体征；患者可采取垫高头部、下肢屈曲的仰卧位，以减轻腹痛；保持静脉通道通畅，持续补液；合并有四肢骨折者，简单固定。

三、常见的骨折

骨折是骨的完整性和连续性中断。

（一）病因

骨折可由创伤和骨骼疾病所致。由创伤导致的骨折包括：①直接暴力作用于受伤部位，如车轮撞击小腿，撞击处发生胫腓骨骨干骨折。②间接暴力，通过传导使肢体受力部位的远处发生骨折，如跌倒时以手掌撑地，暴力向上传导，导致桡骨远端骨折。③疲劳性骨折，长期、反复、轻微的外力可致肢体某一特定部位骨折，如远距离行军致第 2、3 跖骨及腓骨下 1/3 骨干骨折。

骨骼疾病如骨髓炎、骨肿瘤所致骨质破坏，受轻微外力即可发生的骨折，称为病理性骨折。

（二）临床表现

1．全身表现

（1）休克：主要原因是出血，特别是骨盆骨折、股骨骨折、多发性骨折。

（2）发热：出血量较大的骨折，血肿吸收时可出现低热，一般不超过 38℃。

2．局部表现

（1）骨折的一般表现：局部疼痛、肿胀、功能障碍。

（2）骨折的特有体征：畸形、异常活动、骨擦音或骨擦感。

（三）诊断

具有骨折的特有体征之一者，即可诊断为骨折。值得注意的是，有些骨折如裂缝骨折、嵌插骨折、脊柱骨折、骨盆骨折，缺乏典型的骨折特有体征，应常规进行 X 线平片检查，必要时行 CT、MRI 检查，以明确诊断。

（四）辅助检查

1．X 线检查　凡疑为骨折者应常规进行 X 线检查，即使临床上已表现为明显骨折者，X 线检查也是必要的，可以了解骨折的类型、骨折端移位的情况，对于骨折的治疗具有重要指导意义。

2．CT 检查　如骨盆、髋、骶骨、骶髂关节、胸骨、脊柱等部位骨折，CT 能提供较多的诊断信息，但需送上级医院进行。

3．MRI 检查　对软组织层次显示和观察椎体周围韧带、脊髓的损伤情况和椎体挫伤较好，但需送上级医院进行。

（五）急救治疗

1. 抢救休克　检查患者全身情况，如处于休克状态，应注意保暖，减少搬动，有条件时立即输液、输血；合并颅脑损伤处于昏迷者，注意保持呼吸道通畅。

2. 包扎伤口　开放性骨折，伤口出血者应加压包扎止血，不能包扎止血时，可使用止血带止血，并记录止血的压力和时间。创口用无菌敷料包扎，减少污染。若骨折端戳出伤口，且已污染，严禁复位，应送至医院清创后再复位。

3. 妥善固定　凡疑有骨折者，均按骨折处理（具体方法见第八章第四节内容）。

4. 迅速转运　患者经初步处理，妥善固定后，尽快转运至医院进行治疗。

（六）转诊指征

确诊为骨折后，建议及时转送至上一级医院继续救治。

（段　睿）

第二节　急性一氧化碳中毒

急性一氧化碳中毒，指人体在短时间内吸入较高浓度的一氧化碳所引起的急性脑缺氧疾病，少数患者可有迟发的神经精神症状。部分患者可有其他脏器的缺氧性改变。严重时会危及性命。

一、病因

有机物氧化或燃烧时产生的中间产物就是一氧化碳，其化学式为 CO，是无色无味气体，CO 极易与血液中的血红蛋白结合（结合能力为氧气的 240 倍），形成碳氧血红蛋白

（HbCO）从而使血红蛋白不能很好地与氧气结合，造成生物体内缺氧，当人体吸入气体中一氧化碳的含量超过 0.01%，就有急性中毒的危险。生活中使用的煤气炉或燃气热水器，若通风不良，逸出的一氧化碳含量可达 30%。或工业锅炉使用的煤气发生泄漏均可以使人中毒。

二、临床表现

急性 CO 中毒的症状与血液中 HbCO 有密切关系，同时也与患者中毒前的健康情况，如有无心血管疾病和脑血管病，以及中毒时体力活动等情况有关。按中毒程度可为三级。

1．轻度中毒　血液 HbCO 浓度可高于 10% ～ 20%，患者有剧烈的头痛、头晕、四肢无力、恶心、呕吐、嗜睡、意识模糊。原有冠心病的患者可出现心绞痛。

2．中度中毒　血液 HbCO 浓度可高于 30% ～ 40%，患者昏迷，对疼痛刺激可有反应，瞳孔对光反射和角膜反射可迟钝，腱反射减弱，呼吸、血压和脉搏可有改变。经治疗可恢复，且无明显并发症。

3．重度中毒　血液 HbCO 浓度可高于 50%，深昏迷，各种反射消失。患者可呈去大脑皮质状态：患者可以睁眼，但无意识，不语，不动，不主动进食或大小便，呼之不应，推之不动，并有肌张力增强。常有脑水肿、休克和严重的心肌损害，有时并发肺水肿、上消化道出血、脑局灶损害，长时间受压部位因血供不足可导致压迫性肌肉坏死。并可引起急性肾小管坏死和肾衰竭。

三、实验室及其他辅助检查

1．实验室检查　可测定血液的 HbCO。一氧化碳中毒的患者血中的 HbCO 升高。

2．脑电图检查　可见弥漫性低波幅慢波，与缺氧性脑病进展相平行。

3．头部 CT 检查　脑水肿时可见脑部有病理性密度减低区。

四、诊断

根据一氧化碳的接触史，急性发生的中枢神经损害的症状和体征，结合血液 HbCO 测定的结果，可做出急性 CO 中毒诊断。

五、治疗

1．现场急救　①首先应评估周围环境是否安全，开窗开门，迅速将患者转移到空气新鲜的地方，卧床休息，保暖，保持呼吸道通畅，同时拨打120急救电话。②纠正缺氧迅速纠正缺氧状态。吸入氧气可加速 HbCO 解离，增加 CO 的排出。③呼吸、心跳停止时，应及早进行现场心肺复苏。④危重患者及时开放静脉通道，并尽快送往医院治疗。

2．氧疗　①轻度中毒者，给予氧气吸入及对症治疗。②中重度患者应积极给予面罩高流量吸氧治疗，转入有条件的医院给予高压氧治疗。

3．其他治疗 重度中毒患者视病情给予消除脑水肿、促进脑血液循环，治疗感染和控制高热、维持呼吸循环功能及镇静等对症支持治疗。

六、健康宣教

家庭用的火炉、煤炉要安装烟筒或排风扇，定期开窗通风。厂矿应加强劳动防护措施，煤气发生炉和管道要经常检修，定期测定空气中的一氧化碳浓度。在可能产生一氧化碳的场所停留，若出现头痛、头晕、恶心等先兆，应立即离开。

七、转诊指征

一旦诊断为中、重度一氧化碳中毒，应尽快转至有高压氧治疗条件的医院，转院途中给予高流量吸氧、保持呼吸道通畅。

第三节 有机磷农药中毒

有机磷农药是我国使用广泛、用量最大的杀虫剂。主要包括敌敌畏、对硫磷、乐果、敌百虫等。急性有机磷农药中毒是指有机磷农药短时大量进入人体后造成的以神经系统损害为主的一系列伤害，临床上主要表现为胆碱能兴奋或危象，并在其后发生中间综合征以及迟发性周围神经病。每年全世界有数百万人发生有机磷农药中毒，其中约有 30 万人口死亡，且大多数发生在发展中国家。

一、病因

有机磷农药进入人体的主要途径有三种：经口进入——误服或主动口服（见于轻生者）；经皮肤及黏膜进入——多见于热天喷洒农药时有机磷落到皮肤上，由于皮肤出汗及毛孔扩张，加之有机磷农药多为脂溶性，故容易通过皮肤及黏膜吸收进入体内；经呼吸道进入——空气中的有机磷随呼吸进入体内。口服毒物后多在 10 分钟至 2 小时内发病。经皮肤吸收发生的中毒，一般在接触有机磷农药后数小时至数天内发病。

二、临床表现

1．胆碱能神经兴奋及危象

（1）毒蕈碱样症状：主要是副交感神经末梢兴奋所致的平滑肌痉挛和腺体分泌增加。临床表现为恶心、呕吐、腹痛、多汗、流涎、腹泻、尿频、大小便失禁、心率减慢和瞳孔缩小、支气管痉挛及分泌物增加，严重患者可出现肺水肿。

（2）烟碱样症状：乙酰胆碱在横纹肌神经肌肉接头处过度蓄积，使面、眼睑、舌、四肢和全身横纹肌发生肌纤维颤动，甚至全身肌肉强直性痉挛。患者常有全身紧束和压迫感，而后发生肌力减退和瘫痪。严重者可有呼吸肌麻痹，造成周围性呼吸衰竭。此外由于交感神经节受乙酰胆碱刺激，其节后交感神经纤维末梢释放儿茶酚胺使血管收缩，引起血压增高、心跳加快和心律失常。

（3）中枢神经系统症状：中枢神经系统受乙酰胆碱刺激后有头晕、头痛、乏力、共济失调、烦躁不安、谵妄、抽搐和昏迷等症状。

2．中间综合征

少数病例在急性中毒后 1～4 天，急性中毒症状缓解后，患者突然出现以脑神经支配的肌肉以及肢体近端肌肉、呼吸肌无力或麻痹为特征的临床表现，此为中间综合征。

3．有机磷迟发性神经病

有机磷农药急性中毒一般无后遗症。个别患者在急性中毒症状消失后 2～3 周可发生迟发性神经病，主要累及肢体末端，且可发生下肢瘫痪、四肢肌肉萎缩等神经系统症状。

4．其他表现

敌敌畏、敌百虫、对硫磷、内吸磷等接触皮肤后可引起过敏性皮炎，并可出现水泡和脱皮，严重者可出现皮肤化学性烧伤，影响预后。有机磷农药滴入眼部可引起结膜充血和瞳孔缩小。另外患者可出现心、肺、肝、肾功能损害和急性胰腺炎等表现。

三、实验室检查

1．全血胆碱酯酶活性测定　是有机磷农药中毒的特异性标志酶，胆碱酯酶活力降至正常人均值的 70% ～ 50% 为轻度中毒，50% ～ 30% 为中度中毒，30% 以下为重度中毒，但酶活性的下降程度与病情及预后不完全一致。

2．排除物化验检查　血、尿、胃内容物或洗胃液中检测出有机磷杀虫药，尿中有对硝基酚或三氯乙醇均有助于诊断。

四、诊断

1．患者有机磷农药接触史，如口服、农业生产中皮肤接触或吸入有机磷农药雾滴等病史。

2．临床表现及实验室检查支持诊断。

五、治疗

1．现场急救

尽快清除毒物是挽救患者生命的关键。对于皮肤染毒者应立即及时去除被污染的衣服，并在现场用大量清水或肥皂水反复冲洗，对于意识清醒的口服毒物者，应立即在现场反复实施催吐。实施现场处理后应尽快送患者前往医院（或拨打 120 急救）进行进一步治疗。

2．清除体内毒物

（1）洗胃：彻底洗胃是切断毒物继续吸收的最有效方法，口服中毒者无论中毒时间长短、病情轻重、有无并发症都应用清水、2% 碳酸氢钠溶液（敌百虫忌用）或 1 ∶ 5000 高锰酸钾溶液（对硫磷忌用）反复洗胃，直至洗清为止。由于毒物不易排净，可保留胃管，定时反复洗胃。

（2）灌肠：有机磷农药重度中毒，呼吸受到抑制时，不能用硫酸镁导泻，避免镁离子大量吸收加重了呼吸抑制。

（3）吸附剂：洗胃后让患者口服或胃管内注入活性炭，活性炭在胃肠道内不会被分解和吸收，可减少毒物吸收，并能降低毒物的代谢半衰期，增加其排泄率。

（4）血液净化：治疗重度中毒中具有显著效果，包括血液灌流、血液透析及血浆置换等，可有效清除血液中和组织中释放入血的有机磷农药，提高治愈率。

3．联合应用解毒剂和胆碱酯酶复能剂

（1）阿托品：原则是及时、足量、重复给药，直至达到阿托品化。阿托品化是指瞳孔较前逐渐扩大，对光反射存在，流涎、流涕明显减少或停止，面颊潮红，皮肤干燥，心率加快而有力，肺部啰音明显减少或消失。达到阿托品化后，应逐渐减少药量或延长用药间隔时间，防止阿托品中毒或病情反复。

（2）解磷定：重度中毒患者肌内注射，每4～6小时1次。

（3）酸戊已奎醚注射液（长托宁）：是新型安全、高效、低毒的长效抗胆碱能药物，其量按轻度中毒、中度中毒、重度中毒给予。长托宁治疗有机磷农药中毒在许多方面优于阿托品，是阿托品的理想取代剂，是救治重度有机磷农药中毒或合并阿托品中毒时的首选剂。

4．其他治疗

保持呼吸道通畅；给氧，必要时气管插管呼吸机辅助通气；积极防治脑水肿、肺水肿；维持水电解质及酸碱平衡；积极预防感染。

六、健康宣教

1．加强对农药的管理：固定地点存放，专人保管。

2．加强对有机磷农药毒性知识的培训，使广大使用者提高重视，以防意外事故发生。

3．开展心理危机干预，疏导群众树立健康心态。

七、转诊指征

1．轻度中毒患者经过初步治疗后，生命体征稳定，但仍有中毒表现，基层无进一步救治条件。

2．需要明确毒物性质或继续系统综合治疗。

3．中、重度中毒患者，在基层医院治疗困难。

第四节　急性酒精中毒

过量饮酒后引起以神经精神症状为主的急症，称为酒精中毒。

一、病因

乙醇（ethanol）别名酒精，是无色、易燃、易挥发的液体，具有醇香气味，能与水和大多数有机溶剂混溶。工业上乙醇是重要的溶剂，酒是含乙醇的饮品，是人们经常食用的饮料，大量饮用含乙醇高的烈性酒易引起中毒。

二、临床表现

急性中毒：一次大量饮酒中毒可引起中枢神经系统抑制，症状与饮酒量和血乙醇浓度以及个人耐受性有关，临床上分为三期。

1．兴奋期　血乙醇浓度达到 11mmol/L，即感头痛、欣快、兴奋。血乙醇浓度超过 16mmol/L，健谈、饶舌、情绪不稳定、自负、易激怒，可有粗鲁行为或攻击行动，也可能沉默、孤僻。

2．共济失调期　血乙醇浓度达到 33mmol/L，肌肉运动不协调，行动笨拙，言语含糊不清，眼球震颤，视物模糊，复视，步态不稳，出现明显共济失调。浓度达到 43mmol/L 出现恶心、呕吐、困倦。

3．昏迷期　血乙醇浓度升至 54mmol/L，患者进入昏迷期，表现昏睡、瞳孔散大、体温降低。血乙醇超过 87mmol/L，患者陷入深昏迷，心率快、血压下降，呼吸慢而有鼾音，可出现呼吸、循环麻痹而危及生命。

此外，重症患者可并发意外损伤，酸碱平衡失衡，水、电解质紊乱，低血糖症，肺炎，急性肌病，甚至出现急性肾衰竭。

三、实验室及其他辅助检查

1. 血清乙醇浓度　急性酒精中毒时呼出气中乙醇浓度与血清乙醇浓度相当。

2. 动脉血气分析　急性酒精中毒时可见轻度代谢性酸中毒。

3. 血清电解质浓度　急性酒精中毒时可见低血钾、低血钠和低血钙。

4. 血糖浓度　急性酒精中毒时可见低血糖症。

5. 心电图检查　酒精中毒性心肌病可见心律失常和心肌损害。

四、诊断

患者有饮酒史或误服工业或医用酒精病史，血清或呼出气中乙醇浓度测定较易做出诊断。本病需与引起意识障碍的其他疾病相鉴别，如镇静催眠药中毒、一氧化碳中毒、脑血管意外、糖尿病昏迷、颅脑外伤等。

根据急性酒精中毒的程度，可分为以下三度。

1. 轻度（单纯性醉酒）　仅有情绪、语言兴奋状态的神经系统表现。

2. 中度　有下列任意一项情况者：①处于昏睡或昏迷状态或 Glasgow 昏迷评分大于 5 分小于等于 8 分。②具有经语言或心理疏导不能缓解的躁狂或攻击行为。③意识不清伴神经反射减弱的严重共济失调状态。④具有错幻觉或惊厥发作。⑤血液生化检测有以下代谢紊乱的表现之一者，如酸中毒、低血钾、低血糖。⑥在轻度中毒基础上并发脏器功能明显受损表现，如与酒精中毒有关的心律失常（频发早搏、心房纤颤或房扑等），心肌损伤表现（ST-T 异常、心肌酶学 2 倍以上升高）或上消化道出血、胰腺炎等。

3．重度　有下列任意一项情况者：①处于昏迷状态，Glasgow 评分 ≤ 5 分。②出现微循环灌注不足的表现。③出现重要脏器如心、肝、肾、肺等急性功能不全表现。④出现代谢紊乱的严重表现，如酸中毒（pH ≤ 7.2），血清钾 ≤ 2.5mmol/L，血糖 ≤ 2.5mmol/L。

五、治疗

1．轻度中毒者一般不需要治疗，给予大量柠檬汁口服处理，侧卧（以防止呕吐时食物吸入气管导致窒息），保暖，维持正常体温。

2．中度中毒者促进酒精的代谢与排泄，降低体内的酒精浓度，可采取催吐、洗胃、吸氧、补液、利尿等治疗。

3．重度中毒者按以下流程进行治疗。

（1）紧急评估：采用"ABBCS 方法"快速评估，利用 5 ～ 20 秒快速判断患者有无危及生命的最紧急情况：①气道是否通畅②是否有呼吸③体表是否可见大量出血④是否有脉搏⑤神志是否清醒。如果有上述危及生命的紧急情况应迅速解除。

（2）紧急处理：①卧床，头偏向一侧，避免误吸呕吐物；②保持呼吸道通畅；③建立静脉通道；④监护生命体征；⑤大流量吸氧，保持血氧饱和度 95% 以上；⑥保暖、维持正常体温；⑦谨慎镇静：对严重烦躁、抽搐者可给地西泮 5 ～ 10mg。

（3）紧急解毒：①脱去污染衣物，清洗污染皮肤毛发；②催吐：清醒者可以催吐、引吐，常常采用咽部刺激方法；③镇吐：如呕吐过于频繁，或出现干呕或呕吐胆汁，给胃复安 10mg 肌内注射，以防止出现急性胃黏膜病变。未出现呕吐，禁止应用镇吐剂；④导泻：33% 硫酸镁 200ml 或者 25% 甘露醇 250ml 口服或者灌胃；⑤静脉补液，注意电解质酸碱平衡；⑥利尿：呋塞米 20 ～ 40mg 肌内注射或静脉注射，必要时加倍重复使用 1 ～ 2 次。

（4）应用特效解毒药物：经紧急解毒处理后，患者病情仍重者可考虑①静脉滴注 10% 葡萄糖 500 ～ 1000ml 和胰岛素 8 ～ 12 单位，快速滴入，可加氯化钾。必要时可以加入 50% 葡萄糖来加大液体中葡萄糖含量。②维生素 B_{12} 和烟酸各 100mg 肌内注射。

（5）其他措施：①纳洛酮有促醒作用，可酌情给予 0.4 ～ 0.6mg 静脉注射。②对于呼吸抑制者可以考虑给予中枢兴奋药物利他林、尼可刹米等肌内注射。

（6）上诉治疗无效者可试用血液透析排出乙醇。

六、健康宣教

宣传大量饮酒的害处，帮助患者认识过量饮酒时对身体的危害，教育患者爱惜生命，帮助患者建立健康的生活方法，减少酒精中毒的发生；对原有心、肝、肾疾病、胃肠道溃疡及胃酸过多兼有消化不良者，禁用酒精性饮料。

七、转诊指征

中到重度的急性酒精中毒患者、合并有严重外伤、中毒使原有的基础疾病恶化、并发贲门黏膜撕裂症、上消化道出血、心律失常、急性胰腺炎、横纹肌溶解综合征、消化道穿孔、低体温、吸入性肺炎、跌倒后重要部位损伤等，应及时转诊。

（廖　琬）

第五节　急性腹痛

急性腹痛是指腹腔内外脏器急性病变引起的腹部突发性疼痛，具有起病急、病情重和变化快的特点。

一、病因及表现特点

导致急性腹痛的病因不同，其表现各异。

1. 起病情况　急性腹痛起病突然，常见于腹腔脏器穿孔或破裂、肠系膜动脉栓塞、胆道蛔虫、急性胰腺炎、胆囊炎、阑尾炎、胃肠炎、肠梗阻等。

2. 疼痛部位　腹痛的部位常提示病变所在，但要注意有无腹痛的放射或转移，胆道疾病与膈下的疾病，可引起右肩或右肩胛下的疼痛，阑尾炎可有转移性右下腹痛。

3. 疼痛的性质与程度　因病因不同有所区别。持续性腹痛多表示炎症性疾病，如急性胰腺炎、胆囊炎、阑尾炎；阵发性腹痛多表示脏器痉挛或梗阻，如胆绞痛、肾绞痛、肠梗阻；持续性腹痛阵发性加重多表示炎症和梗阻并存，如胆石症并感染、急性胰腺炎、胆囊炎等。消化性溃疡穿孔为剧烈刀割样、烧灼样疼痛；结石导致的绞痛，疼痛非常剧烈，辗转不安。

4. 诱发、加剧和缓解的因素　进食油腻、暴饮暴食、饮酒可诱发急性胰腺炎、胆囊炎、胆石症、胃穿孔疼痛发作。急性腹膜炎腹痛在静卧时减轻，腹壁加压或体位改变时加重。

5. 伴随症状　急性腹痛伴黄疸提示胆道系统疾病；伴发热见于腹腔脏器感染性疾病、大叶性肺炎等；发热先于腹痛多为内科疾病，腹痛先于发热多为外科疾病；伴血尿多见于泌尿系结石；伴休克常见于腹腔内脏器穿孔、破裂或扭转，急性梗阻性化脓性胆管炎，急性胰腺炎、急性心肌梗死，大叶性肺炎等；伴呕吐多见于急性胃炎、胆绞痛、肾绞痛、肠梗阻等；伴腹泻见于急性肠炎、痢疾等；伴血便见于肠系膜动脉栓塞、急性出血坏死性肠炎、缺血性小肠结肠炎等；伴排气排便停止见于肠梗阻；伴贫血提示腹腔内脏器破裂。

二、急诊体检

查体应注意检查生命体征、心肺、表情、体位和有无黄疸或贫血。重点应注意：①是否有腹部膨隆及膨隆的部位与对称性。②胃、肠型及蠕动波，常提示幽门梗阻及肠梗阻。③腹部压痛及部位。全腹压痛提示病变弥散，如弥漫性腹膜炎；局部压痛常为病变所在，麦氏点压痛提示阑尾炎。注意有无腹肌紧张、反跳痛。④腹部肿胀。⑤肝浊音界消失，提示胃肠穿孔。⑥腹部移动性浊音，提示腹腔有渗液或出血。⑦肠鸣音，消失提示腹膜炎、肠麻痹；亢进见于肠道炎症或机械性肠梗阻。⑧疑为妇产科原因所致的急腹痛，可经肛门指诊或行妇科检查。

三、实验室及其他辅助检查

1. 实验室检查　重点为三大常规，血、尿淀粉酶，肝肾功能等。

2. X线检查　主要是腹部透视和平片，注意站位有无膈下游离气体、气液平面。疑穿孔时禁忌钡餐检查。

3. B超及其他影像学检查　B超对确定有无腹腔积液、胆系及泌尿系结石、肝脾胰病变等有意义。根据病情可行CT、MRI、血管造影检查。

4. 腹腔诊断性穿刺　疑腹腔积液、出血或脓肿者行腹腔穿刺。

5. 根据病情可行胃镜、经内镜逆行性胰胆管造影术（endoscopic retrograde cholangio-pancreatography，ERCP）、

腹腔镜、结肠镜检查。

四、诊断

急性腹痛起病急，病情变化快，诊断必须当机立断，分清主次，注意重点，应注意鉴别胃十二指肠溃疡急性穿孔、急性胆囊炎、急性胆管炎、急性胰腺炎、急性阑尾炎、小肠急性梗阻、腹部钝性损伤及妇产科疾病等所致腹痛。

五、治疗

1．急性腹痛治疗原则　急性腹痛治疗应遵循以下四禁、四抗原则。

（1）"四禁"：禁食、禁泻药或灌肠、禁热敷、禁止痛剂。

（2）"四抗"：抗感染（中毒）、抗休克、抗水电解质酸碱平衡紊乱、抗腹胀。

2．治疗措施

（1）积极查明病因，对因治疗。如暂时不能明确诊断，严密观察病情变化，注意观察生命体征、腹痛情况的变化并采取措施维持重要脏器的功能。

（2）禁食、输液、纠正水电解质和酸碱平衡紊乱。

（3）对肠梗阻、急性胰腺炎、胃肠穿孔等患者行胃肠减压。

（4）抗生素预防和控制感染。

（5）可酌情给予解痉止痛剂，除非诊断已经明确，应禁用麻醉止痛剂以免掩盖病情。

六、健康宣教

因起病急、病情复杂、病情重和变化快，须及早诊断和及时处理，不要在家盲目服药，以免延误治疗，更不要随便止痛。

七、转诊指征

1. 需要手术治疗者。
2. 诊断不能明确，需要手术探查者。
3. 有危及生命情况的腹痛，如腹痛伴休克等。

（严 伟）

第六节 小儿热性惊厥

小儿热性惊厥是指由中枢神经系统以外的感染所致的38℃以上发热时出现的惊厥，是大脑神经元兴奋性过高、阵发性大量异常放电的结果。初次发作多在 3 个月至 5 岁之间，绝大多数 5 岁后不再发作。约有 1/3 ~ 1/2 的患儿可有复发，且多发生在初次惊厥后的 2 ~ 3 年内。

一、病因

小儿热性惊厥多发生在上呼吸道感染或急性传染病的初期，在体温骤然升高之时，由于小儿大脑皮质下中枢神经的兴奋性比较高，而皮质的发育还不成熟，大脑皮质对皮质下不能很好控制，引起神经细胞暂时性功能紊乱，出现惊厥，常在发热开始后 12 小时内发生，不超过 24 小时。

二、临床表现

1. 发病前兆 一般惊厥发作前，小儿多有神情呆板、直眼、局部肌肉抽动、惊跳、抖动或烦躁不安、胡言乱语等现象，有时也没有先兆。
2. 发病症状

（1）单纯型热性惊厥：又称典型高热惊厥，多呈全身性强直 - 阵挛性发作，患儿突然发作意识丧失，头向后仰，两眼球凝视、上翻或斜视，口吐白沫，面部和四肢肌肉强直性和阵挛性抽动，大小便失禁，发作时间可由数秒钟至数分钟。少数也可以有肌阵挛、失神等发作形式。

（2）复杂型热性惊厥：一般一次惊厥持续时间在 10 分钟以上，24 小时内反复发作 2 次以上，甚至导致持续状态。多呈局灶性发作，累计发作总数在 5 次以上。发作严重或惊厥时间较久者，面、唇、指甲发紫。

三、实验室及其他辅助检查

1．实验室检查　细菌感染者可有中性粒细胞升高，病毒感染可有淋巴及单核细胞升高，细菌感染者 C 反应蛋白升高，非细菌感染者则不明显。

2．X 线检查　如患儿由支气管肺炎引起热性惊厥，X 线片早期可见肺纹理增粗，以后出现小斑片阴影。

3．脑脊液检查　一般患儿正常。

四、诊断标准

1．首发年龄在 4 个月～3 岁，最后复发年龄＜7 岁。

2．发热＞38．5℃，先发热后惊厥或同时出现，惊厥多发生于发热 24 小时内。

3．全身性抽搐伴短暂意识丧失，持续数分钟，发作后很快清醒。

4．无中枢神经系统器质性疾病、感染及外伤。

5．常伴有呼吸、消化系统等急性感染。

符合以上诊断条件的患儿，可以诊断为小儿热性惊厥。

五、治疗

1．一般性急救措施

（1）让孩子静卧于床，将患儿头偏向一侧，以免痰液吸入气管引起窒息，用裹布的筷子或小木片塞在患儿的上、下牙之间，以免咬伤舌头并保障通气。口中唾沫多或喉头有分泌物者用吸痰器吸出分泌物。

（2）不能喂水、进食，以免误入气管发生窒息或引起肺炎，惊厥发作时，禁食，待病情稳定后，再喂奶或鼻饲。

（3）吸氧治疗，减少缺氧性脑损伤。

（4）保持环境安静，避免一切不良刺激，防止惊厥再次发作或反复发作。

2．控制惊厥

（1）地西泮：首选，0.3～0.5mg/kg（最大剂量不超过10mg）缓慢静注。5分钟生效，必要时15～20分钟重复。静注有困难者，可按每次0.5mg/kg保留灌肠，通常在4～10分钟起效。应注意本药对呼吸、心跳有抑制作用。

（2）苯巴比妥：常用于热性惊厥持续状态，静脉滴注首次负荷量15～20mg/kg，12～24小时后每日3～5mg/kg维持，也可每次8～10mg/kg肌内注射，最大量不要超过每次200mg。其主要不良反应是呼吸抑制。

（3）无抗惊厥药物时，可针刺人中、合谷、十宣、内关、涌泉等穴。2～3分钟不能止惊者再行进一步药物治疗。

3．对症治疗主要是控制高热。可用物理降温（头部冰帽、冷敷或温水浴）和药物降温（可选布洛芬、对乙酰氨基酚等）或人工冬眠配合降温。密切观察患儿体温、呼吸、心率、血压、肤色、瞳孔大小和尿量。抽搐持续2小时以上，易有脑水肿，应采用脱水疗法以降低颅内压。维持水、电解质平衡。

六、健康宣教

小儿热性惊厥症状重，病情重，危险性大，若得不到及时救治，惊厥时间过长或反复发作可影响智力发育，耽误一生，因此应积极应对小儿热性惊厥的发生。切忌对高热患儿不做任何降温处理，且用衣被严实包裹送往医院，这样热量不易散发更易导致高热惊厥。

七、转诊指征

1．只要有惊厥发作应即刻转诊。
2．随诊过程中再次发作也应即刻转诊。

（廖　琬）

第七节　窒　息

窒息是人体的呼吸过程由于某种原因受阻或异常，所产生的全身各器官组织缺氧，二氧化碳潴留而引起的组织细胞代谢障碍、功能紊乱和形态结构损伤的病理状态。一旦发生窒息，情况紧急，如不及时解除，数分钟内即可致死。

一、病因

根据致病原因的不同，窒息可分为以下几类：

1．机械性窒息　因机械作用引起呼吸障碍，如缢、绞、扼颈项部、用物堵塞呼吸孔道、压迫胸腹部以及患急性喉头水肿或食物（异物）吸入气管等造成。

2．中毒性窒息　如一氧化碳中毒，吸入的一氧化碳与血红蛋白结合成碳氧血红蛋白，阻碍了氧与血红蛋白的结合与解离，导致组织缺氧而致窒息。

3．病理性窒息　如溺水和肺炎等引起的呼吸面积的丧失；脑循环障碍引起的中枢性呼吸停止。

4．其他类型　如新生儿窒息；长时间关进密闭空间，氧气逐渐耗尽的缺氧性窒息等。

二、临床表现

如前所述，导致窒息的原因很多，本节仅探讨气道异物梗阻所致的机械性窒息。

1. 气道部分阻塞　气道异物部分梗阻患者，刚开始表现为通气不良，或开始通气较好后逐渐恶化，表现乏力、无效咳嗽、吸气时高调噪声、呼吸困难加重、发绀。

2. 气道完全阻塞　患者不能讲话，呼吸或咳嗽时，双手抓住颈部，无法通气。

三、治疗

1. 解除气道异物梗阻

（1）腹部冲击法（Heimlich 法）

用于有意识的站立或坐位患者。救助者站在患者身后，双臂环抱患者腰部，一手握拳，拳头拇指侧抵住患者腹部剑突与脐间的腹中线部位，另一手紧握成拳之手用力冲击腹部，反复冲击直到把异物排出。如患者意识丧失，应立即开始心肺复苏。

采用此法后，应注意检查有无危及生命的并发症，如胃内容物反流造成误吸、腹部胸腔脏器破裂。除必要时，不宜随便使用。

（2）自行腹部冲击法

气道梗阻者本人可一手握拳，用拳头拇指侧顶住腹部，部位同上，用另一手扣紧拳头，用力快速向内、向上冲击腹部。如果不成功，患者应快速将上腹部抵压在一个硬质的物体上，如椅背、桌沿、走廊护栏，用力冲击腹部，直到把气道异物排出。

（3）胸部冲击法

患者是妊娠末期或过度肥胖者时，救助者双臂无法环抱患者腰部，可用胸部冲击法代 Heimlich 法。救助者站在患者身后，把上肢放在患者腋下，将胸部环抱住。一只拳的拇指侧放在胸骨中线，避开剑突和肋骨下缘，另一只手握住拳头，向后冲压，直至把异物排出。

2．对意识丧失的异物梗阻者急救

（1）若解除异物梗阻过程中，患者出现意识丧失，救助者应在保证气道畅通的前提下，立即开始心肺复苏。即使经反复通气后，患者仍无反应，急救人员仍应继续心肺复苏直至患者苏醒。心肺复苏操作方法详见第八章第三节。

（2）发现患者已无反应，急救人员在反复数次通气后，发现患者无通气反应，应立即判断异物梗阻。可采取以下方法：①在心肺复苏过程中，如有两名急救人员在场，一名求救，另一名使患者保持平卧，实施救助；如只有一名急救人员，则在求救的同时立即实施救助。②如果能看见口内异物，可试用手指清除口咽部异物。③如通气时患者胸部无起伏，重新摆放头部位置，注意开放气道，再尝试通气。④如果异物难以清除，通气仍无胸廓起伏，应考虑进一步的抢救措施（如环甲膜穿刺／切开术）开通气道。⑤如异物去除、气道开通后仍无呼吸，需继续缓慢人工通气。⑥数次通气后检查脉搏、呼吸、神志，如无脉搏，即行胸外按压。

3．小儿气道异物梗阻处理

怀疑小儿气道异物梗阻时，如患儿咳嗽有力，应鼓励连续自主咳嗽，以咳出异物；如咳嗽无力或呼吸困难明显，并出现意识丧失的患儿，应立即采取解除气道梗阻措施。婴儿推荐使用拍背／冲胸法；1岁以上儿童使用 Heimlich 手法及卧位腹部冲压法。

拍背／冲胸法：急救者取坐位，将患儿俯卧位置于前臂上，前臂放于大腿上，用手指张开托住患儿下颌并固定头部，保持头低位；用另一只手的掌根部在患儿背部肩胛区用力叩击 5 次，拍背后将空闲的手放于患儿背部，手指托住其头颈部，小心地将患儿翻转过来，使其仰卧于另只手前臂上，前臂置于大腿上，仍维持头低位。实施 5 次快速胸部冲压，位置与胸外按压相同。冲压与按的不同之处在于冲压时间短促，利用肺内压力突然增高将异物排出，如能看到患儿鼻中异物可将其取出；不能看到异物，则继续重复上述动作，直到异物排除。Heimlich 手法及卧位腹部冲击法同成人。

4．婴儿气道异物梗阻处理

（1）打开婴儿口腔，掏出婴儿口中可见的异物，以及呕吐的奶液或其他食物残渣等。

（2）背部拍击法：立即将患儿身体前屈倾斜60°，使其俯伏于施救者前臂，并保持患儿头与颈部的位置稳定，同时用另一手叩击婴儿左右肩胛骨之间的背部数次，以促使异物的排出。

四、健康宣教

一旦发生气道梗阻，立即采取敲背、揉颈的做法不对。异物吸进气管后，应立即冲击伤者腹部而不是喉部。救护人应站在伤者背后，用双手从背后伸到伤者腹前，向上、向内冲击腹部来帮助伤者排出异物。若为小儿或婴儿，则按上述解除异物梗阻的办法施救。

五、转诊指征

1．经上述急救后仍不能缓解者，给予高流量吸氧的同时尽快转上级医院抢救。

2．虽经上述急救后气道通畅，仍需进一步治疗病因的患者。

3．已经出现并发症者，如昏迷、肺水肿、吸入性肺炎、颈部骨折、甲状腺及颈部血管损伤等患者，转运途中仍需给予高流量吸氧，保持呼吸道通畅，观察患者的生命体征。

（严　伟）

第六章　药品管理与合理用药

第一节　村卫生室常用药品的保管常识

一、影响药品质量的因素

（一）药物本身因素

1. 水解是药物降解的主要途径，属于这类降解药物的主要有酯类、酰胺类。青霉素、头孢菌类药物分子中存在不稳定的 β 内酰胺环，很易裂环失效。

2. 氧化是药物变质最常见的反应。具有酚类、烯醇类、芳胺类、吡唑酮类、噻嗪类结构的药物较易氧化。

3. 药品的包装材料对药品质量也有较大的影响。一般药物贮存于室温环境下，主要受热、光、湿度、空气等的影响，包装材料的选用及包装设计应以排除这些因素的影响为目的，同时还应考虑包装材料与药物之间的相互作用。

（二）环境因素

1. 光线　日光中的紫外线能加速药品的氧化、分解。

2. 空气　空气中的氧气和二氧化碳对药品质量影响最大。氧气易使某些药物发生氧化反应而变质；二氧化碳可被药品吸收，发生碳酸化而使药品变质。

3. 湿度　湿度太大能使药品潮解、液化、变质或霉败；湿度太小，容易使某些药品风化。

4. 温度　温度对药品贮藏影响很大，过高或过低都能使药品变质。

5. 时间　有些药品因其性质或效价不稳定，尽管贮存条件适宜，时间过久也会逐渐变质、失效。

（三）人为因素

1. 人员设置。须指定专人负责药品的保管及养护工作，按照药品要求的储存条件保管药品。

2．药品质量监督管理。须建立药品质量监督管理规章制度、并按照规章制度实施监督管理，未按照制度进行药品的验收、保管、养护等工作均会对药品质量造成影响。

3．药学人员。药学人员的工作质量（如对药品保管养护技能、对药品质量的重视程度、责任心的强弱、身体条件、精神状态好坏等因素）可影响药品质量。

二、药品保管方法

（一）易受光线、湿度、温度影响而变质的药品

1．村卫生室易受光线影响变质的常用药品：①维生素类。②肾上腺皮质激素。③止血药。④抗休克药。⑤镇痛药。⑥利尿药。⑦外用消毒液。⑧滴眼液。

保管方法：易受光线影响而变质的药物，需要避光保存，应按照避光储存要求将药品放在阴凉干燥、阳光不易直射到的地方。可采取在门、窗处悬挂遮光用的黑布帘、黑纸，以防阳光直射；药品可采用棕色瓶或用黑色纸包裹玻璃瓶或避光盒包装，防止光线透入。

2．村卫生室易受湿度影响而变质的常用药品：①维生素。②助消化药。③调节电解质药。④平喘药。⑤解热镇痛药。

保管方法：①可用玻璃瓶软木塞塞紧、蜡封、外加螺旋盖盖紧，置于阴凉干燥处。②控制药品储存空间内湿度，保持相对湿度在 45% ~ 75%，可设置除湿机，排风扇或通风机，可辅以吸湿剂，如生石灰、木炭。

3．村卫生室易受温度影响而变质的常用药品①抗菌药物。②解痉药。③酶类制剂。④氨基酸制剂。⑤各类胰岛素类制品。

保管方法：按照药品规定的储存温度存放药品。一般药

品储存于室温（10℃～30℃）即可。"阴凉处"是指不超过20℃；"凉暗处"是指避光的同时且温度不超过20℃；"冷处"是指温度在2℃～10℃。

（二）中药饮片和中成药

1. 中药饮片的保管 导致中药饮片变质的因素除空气、湿度、光线、温度外，还受到昆虫和微生物的影响。一般应选择干燥通风的库房，药材码垛时应留有间隙，不可过挤。

（1）防霉：严格控制水分和储存场所温度、湿度、避免日光和空气的影响。选择阴凉干燥的库房、垛堆，应离地用木条垫高，垛底垫入芦席等隔潮。地面上铺放生石灰、炉灰等防潮剂，使药物保持干燥。

（2）防虫：彻底清洁库房，杜绝虫源。必要时，在药材进库前，用适量杀虫剂对四壁、地板和缝隙进行喷洒。

（3）防鼠：中药库必须设置防鼠设施。

2. 中成药的保管 中成药有片剂、胶囊剂、丸剂、颗粒剂、糖浆剂、口服液等，均需按照说明书中的储存条件进行储存。

（1）冲剂及颗粒剂：在潮湿环境中极易吸潮、结块。在存放中应控制湿度避免受潮。

（2）散剂：由于表面积大，吸湿性较强。吸潮后会发生变色、结块、药效降低以及微生物滋生等变化，故防潮是保证散剂质量的重要措施。

（3）煎膏剂：含有大量的糖分，储存过程中极易霉变、酸败。这类药物一般应密闭贮存于阴凉干燥处。

（程 绪 姚永萍 周晓莉）

第二节 正确解读药品说明书与合理用药指导

一、正确解读药品说明书

药品说明书是药品生产企业提供的包含药理学、毒理学、药效学等药品安全性、有效性的重要科学数据信息，是医生和患者安全、合理使用药品的重要参考依据。

完整的药品说明书包括药品名称、成份、性状、适应症或功能主治、规格、用法用量、不良反应、禁忌、注意事项、孕妇及哺乳期妇女用药、儿童用药、老年用药、药物相互作用、药物过量、药理毒理、药代动力学、贮藏、包装、有效期、执行标准、批准文号、生产企业等22项内容。其中药品名称、成份、适应症或功能主治、用法用量、不良反应、禁忌、注意事项、规格、有效期、批准文号和生产企业是必须包括的项目。

（一）药品名称依次包括以下几种名称。

1. 通用名称 是同一种药品在一个国家或世界范围内的公有名称，分为：国际通用名称和中文通用名称。

2. 商品名称 不同公司生产的同一药物制剂可以起不同的名称，具有专有性质。

3. 英文名称 药品通用名称对应的英文名称。

4. 汉语拼音 药品通用名称的汉语拼音。

（二）成份

药品说明书依次列出药品活性成份的化学名称、化学结构式、分子式、分子量等。

（三）适应症

指药物适合运用的范围、标准。此项在一些中成药的说明书中常用"功能主治"表示。为药品说明书的主要内容之一。

（四）用法用量

提供了药品的使用方法和使用剂量及疗程等信息。

1．吞服，是指用 40℃ ～ 60℃温开水送下，不应用茶水、牛奶、酒等送服，也不能干吞。

2．饭前服，是指饭前 30 ～ 60 分钟服。

3．饭后服，是指饭后 15 ～ 30 分钟服。

4．空腹服，是指餐前 1 小时或餐后 2 小时服。

5．睡前服，是指睡前 15 ～ 30 分钟服。

6．含服，是将药片在口腔中含化，不能嚼碎吞下。

7．顿服，是把规定的药量一次性服下。主要是为了提高治疗效果，如阿奇霉素顿服。"晚间顿服"就是睡觉前 1 ～ 2 小时服药。

（五）不良反应

是指合格药品在正常用法用量下出现的与用药目的无关的有害反应。

（六）禁忌

应包含"禁用"和"忌用"之意。"禁用"就是禁止使用。"忌用"是指不适宜使用或应避免使用。

（七）注意事项

提示在药品使用过程中患者应引起注意的有关方面。

（八）有效期

药品的有效期是指药品在一定的贮存条件下，能保持质量的最长使用期限，超过这个期限，则不能继续销售、使用，否则按劣药查处。

（九）批准文号

凡取得国家食品药品监督管理局"国药准字"批号的药品都是具有治疗作用的药品。

二、合理用药指导

（一）药品正确的使用方法

1. 部分药品服用的正确时间　常见的有①饭前服：一般应于饭前 30 ～ 60 分钟左右。②饭后服：一般应于饭后 15 ～ 30 分钟服药。③饭时服：指在进餐时服用，或用少量食物拌和药物共食之。④睡前服：睡前 15 ～ 30 分钟服用。⑤清晨服：指在清晨起床后服药。如糖皮质激素、利尿药，抗高血压药。⑥定时服：主要针对某些抗生素，如 β- 内酰胺类抗生素、大环内酯类、复方磺胺甲噁唑。

2. 不同剂型药品的正确使用

（1）舌下片：①含服时把药片放于舌下。②含服时间一般控制在 5 分钟左右，以保证药物充分吸收。③不能用舌头搅动药片以免加速溶解，不能咀嚼或吞咽药物，不能吸烟、进食、嚼口香糖，保持安静，不宜多说话。④含后 30 分钟不宜吃东西饮水。

（2）咀嚼片：①咀嚼时间宜充分。②咀嚼后可用少量温开水送服。③用于中和胃酸时，宜在餐后 1 ～ 2 小时服用。

（3）软膏剂、乳膏剂：①涂敷前将皮肤清洗干净。②不宜涂敷有破损、溃烂、渗出的部位及口腔、眼结膜。③涂敷后轻轻按摩可提高疗效。④涂敷部位有烧灼或瘙痒、发红、肿胀、出疹等反应，应立即停药，并将局部药物洗净。

（4）滴眼剂：使用步骤为①清洁双手，将头部后仰，眼向上望，用食指轻轻将下眼睑拉开成一钩袋状。②将药液从眼角侧滴入眼袋内，一次滴 1 ～ 2 滴。滴药时应距眼睑 2 ～ 3 厘米，勿使滴管口触及眼睑或睫毛，以免污染。③滴后轻轻闭眼 1 ～ 2 分钟，用药棉或纸巾擦拭流溢在眼外的药液，用手指轻轻按压眼内眦，以防药液分流降低眼内局部药物浓度及药液经鼻泪管流入口腔而引起不适。

（5）眼膏剂：使用步骤为①清洁双手，打开眼膏管口。②头部后仰，眼向上望，用食指轻轻将下眼睑拉开成一袋状。③压挤眼膏剂尾部，使眼膏呈线状溢出，将约1厘米长的眼膏挤进下眼袋内，轻轻按摩2～3分钟以增加疗效，注意眼膏管口不要直接接触眼或眼睑。④眨眼数次，尽量使眼膏分布均匀，然后闭眼休息2分钟。

（6）气雾剂：①尽量将痰液咳出，口腔内的食物咽下。②用前将气雾剂摇匀。③将双唇紧贴近喷嘴，头稍微后倾，缓缓呼气尽量让肺部的气体排尽。④保持舌头向下，于深吸气的同时掀压气雾剂阀门，根据给药剂量，明确掀压次数。⑤屏住呼吸约10～15秒，后用鼻子呼气。⑥含激素类制剂吸入后用温水漱口。

（7）缓、控释制剂：①服药前一定要看说明书或请示医师。②除另有规定外，一般应整片或整丸吞服，严禁嚼碎和击碎分次服用。③缓、控释制剂每日仅用1～2次，服药时间宜固定。

3．服用药品的特殊提示

（1）宜多饮水的药物：①平喘药。②利胆药。③抗痛风药。④抗尿结石药。⑤电解质类。⑥磺胺药。⑦氨基糖苷类抗生素。⑧氟喹酮类药物。

（2）限制饮水的药物：①某些治疗胃病的药物。②止咳药。③预防心绞痛发作的药物。④抗利尿药如去氨加压素。

（3）不宜用热水送服的药物：①助消化药。②维生素类。③活疫苗。④含活性菌类药物。⑤胶丸类药物。

（4）饮食对药品疗效的影响：①饮酒。②喝茶。③喝咖啡。④食醋。⑤葡萄柚汁

（二）特殊人群用药指导

1．儿童用药　①用药安全严谨。②适宜的给药途径。③严格掌握用药剂量。④密切监护儿童用药，防止不良

反应。

2．老年人用药　①优先治疗、用药简单原则。②用药个体化原则。

3．妊娠期和哺乳期妇女用药

（1）妊娠妇女用药：①明确用药指征和适应症，可用可不用的药物尽量不用。②确定孕周，合理用药，及时停药。③能单独用药就避免联合用药。④已肯定的致畸药物禁忌使用。⑤禁止在孕期用实验性药物，包括妊娠试验用药。

（2）哺乳期妇女用药：①尽量选用短效、单剂药物。②服药时间应该在哺乳后 30 分钟至下一次哺乳前 3～4 小时。③停止用药后恢复哺乳的时间应在 5～6 个半衰期后。④乳母患泌尿道感染时，不用磺胺药，而用氨苄西林代替。

4．肝肾功能不全患者用药

（1）肝功能不全患者用药：①明确诊断，合理选药。②避免或减少选用对肝脏毒性大的药物。③初始剂量宜小，必要时进行治疗药物监测（TDM），做到给药方案个体化。④定期监测肝功能，及时调整治疗方案。

（2）肾功能不全患者用药：①明确诊断，合理选药。②避免和减少使用肾毒性大的药物。③注意药物相互作用，特别应避免与有肾毒性的药物合用。④肾功能不全而肝功能正常者优先选用肝肾双通道排泄的药物。⑤根据肾功能的情况调整用药剂量和给药间隔时间，必要时进行 TDM，设计个体化给药方案。

5．驾驶员、运动员用药在使用含以下成份的药品时，需结合工作实际情况慎重使用。

（1）出现嗜睡的药物。

（2）出现眩晕或幻觉的药物。

（3）出现视物模糊或辨色困难的药物。

（4）出现定力障碍的药物。

（5）出现多尿或多汗的药物。

（周晓莉　姚永萍　程　绪）

第三节　抗菌药物临床应用管理

一、概述

抗菌药物，是指用于治疗细菌、支原体、衣原体、立克次体、螺旋体、真菌等病原微生物所致感染性疾病的药物，不包括治疗结核病、寄生虫病和各种病毒所致感染性疾病的药物，以及具有抗菌作用的中药制剂。我国是抗菌药物使用大国，抗菌药物是临床最常见的药物种类之一，由于品种繁多，药物特征各异，部分临床医生在抗菌药物的使用中存在诸多误区，抗菌药物不合理应用问题较为严重。抗菌药物滥用导致细菌耐药性快速增长，药源性疾病日益增多，给患者健康造成重大影响，还造成社会医药资源浪费等一系列问题。

为加强医疗机构抗菌药物临床应用管理，提高抗菌药物临床应用水平，促进临床合理应用抗菌药物，保障医疗质量和医疗安全，卫生部先后颁布了《抗菌药物临床使用指导原则》、《抗菌药物临床应用管理办法》、《国家抗微生物治疗指南》等，为我国在抗菌药物临床应用方面提供了管理规范。

二、抗菌药物临床应用原则

抗菌药物的应用涉及临床各科，正确合理应用抗菌药物是提高疗效、降低不良反应发生率以及减少或减缓细菌耐药性发生的关键。抗菌药物临床应用是否正确、合理，基于以下两方面：有无指征应用抗菌药物；选用的品种及给药方案是否正确、合理。

1．抗菌药物应用指征

根据患者的症状、体征及血、尿常规等实验室检查结果，初步诊断为细菌性感染者，以及经病原检查确诊为细菌性感染者，方有指征应用抗菌药物；由真菌、结核分枝杆菌、非结核分枝杆菌、支原体、衣原体、螺旋体、立克次体及部分原虫等病原微生物所致的感染，亦有指征应用抗菌药物。缺乏细菌及上述病原微生物感染的证据，诊断不能成立者，以及病毒性感染者，均无指征应用抗菌药物。

2．抗菌药物选用原则

（1）根据细菌药物敏感试验结果选用

抗菌药物品种的选用，原则上应尽早查明感染病原，根据病原菌种类及病原菌对抗菌药物的敏感性或耐药性，即细菌药物敏感试验（以下简称药敏）的结果而定。因此，有条件的医疗机构，对临床诊断为细菌性感染的患者应在开始抗菌治疗前，及时留取相应合格标本（尤其血液等无菌部位标本）送病原学检测，以尽早明确病原菌和药敏结果，并据此调整抗菌药物治疗方案。

对于临床诊断为细菌性感染的患者，在未获知细菌培养及药敏结果前，或无法获取培养标本时，可根据患者的感染部位、基础疾病、发病情况、发病场所、既往抗菌药物用药史及其治疗反应等推测可能的病原体，并结合当地细菌耐药性监测数据，先给予抗菌药物经验治疗。待获知病原学检测及药敏结果后，结合先前的治疗反应调整用药方案；对培养结果阴性的患者，应根据经验治疗的效果和患者情况采取进一步诊疗措施。

（2）按照药物的抗菌作用及其体内代谢特点选用

各种抗菌药物的药效学（抗菌谱和抗菌活性）和人体药代动力学（吸收、分布、代谢和排泄过程）特点不同，因此各有不同的临床适应证。临床医师应根据各种抗菌药物的上述特点，按临床适应证（参见"各类抗菌药物适应证和注意事项"）正确选用抗菌药物。

3．抗菌药物治疗方案制订

根据病原菌、感染部位、感染严重程度和患者的生理、病理情况及抗菌药物的药动学、药效学特点制订抗菌药物治疗方案，包括抗菌药物的选用品种、剂量、给药次数、给药途径、疗程及联合用药等。在制订治疗方案时应遵循下列原则：

（1）品种选择：根据病原菌种类及药敏结果选用抗菌药物。

（2）给药剂量：按各种抗菌药物的治疗剂量范围给药。治疗重症感染（如败血症、感染性心内膜炎等）和抗菌药物不易达到的部位的感染（如中枢神经系统感染等），抗菌药物剂量宜较大（治疗剂量范围高限）；而治疗单纯性下尿路感染时，由于药物的尿药浓度集聚效应，则可应用较小剂量（治疗剂量范围低限）。

（3）给药途径：①轻症感染可接受口服给药者，应选用口服吸收良好的抗菌药物，不必采用静脉或肌内注射给药。重症感染、全身性感染患者初始治疗应予静脉给药，以确保药效；病情好转能口服时应及早转为口服给药。②抗菌药物的局部应用宜尽量避免：皮肤粘膜局部应用抗菌药物后，很少被吸收，在感染部位不能达到有效浓度，反易引起过敏反应或导致耐药菌产生。因此，治疗全身性感染或脏器感染时应避免局部应用抗菌药物。

抗菌药物的局部应用只限于少数情况，例如全身给药后在感染部位难以达到治疗浓度时可加用局部给药作为辅助治疗。主要见于治疗中枢神经系统感染时某些药物可同时鞘内给药；包裹性厚壁脓肿脓腔内注入抗菌药物以及眼科感染的局部用药等。某些皮肤表层及口腔、阴道等粘膜表面的感染可采用抗菌药物局部应用或外用，但应避免将主要供全身应用的品种作局部用药。局部用药宜采用刺激性小、不易吸收、不易导致耐药性和不易致过敏反应的杀菌剂，青霉素类、头孢菌素类等易产生过敏反应的药物不可局部应用。氨基糖苷类等耳毒性药不可局部滴耳。

（4）给药次数：为保证药物在体内能最大地发挥药效，杀灭感染灶病原菌，应根据药代动力学和药效学相结合的原则给药。青霉素类、头孢菌素类和其他 β- 内酰胺类、红霉素、克林霉素等半衰期短者，应一日多次给药。氟喹诺酮类、氨基糖苷类等可一日给药一次（重症感染者例外）。

（5）疗程：抗菌药物疗程因感染不同而异，一般宜用至体温正常、症状消退后 72 ～ 96 小时，特殊情况，妥善处理。但是，败血症、感染性心内膜炎、化脓性脑膜炎、伤寒、布鲁菌病、骨髓炎、溶血性链球菌咽炎和扁桃体炎、深部真菌病、结核病等需较长的疗程方能彻底治愈，并防止复发。

（6）抗菌药物的联合应用　单一药物可有效治疗的感染，不需联合用药，联合应用抗菌药物应具有下列明确指征：①病原菌尚未查明的严重感染，包括免疫缺陷者的严重感染。②单一抗菌药物不能控制的需氧菌及厌氧菌混合感染，2种或 2 种以上病原菌感染。③单一抗菌药物不能有效控制的感染性心内膜炎或败血症等重症感染。④需长程治疗，但病原菌易对某些抗菌药物产生耐药性的感染，如结核病、深部真菌病。

由于药物协同抗菌作用，联合用药时应将毒性大的抗菌药物剂量减少，如两性霉素 B 与氟胞嘧啶联合治疗隐球菌脑膜炎时，前者的剂量可适当减少，从而减少其毒性反应。联合用药时宜选用具有协同或相加抗菌作用的药物联合，如青霉素类、头孢菌素类等其他 β- 内酰胺类与氨基糖苷类联合，两性霉素 B 与氟胞嘧啶联合。联合用药通常采用 2 种药物联合，3 种及 3 种以上药物联合仅适用于个别情况，如结核病的治疗。此外，必须注意联合用药后药物不良反应将增多。

三、抗菌药物处方权的授予

1. 根据《抗菌药物临床应用管理办法》中抗菌药物的分级管理标准，将抗菌药物分为三级：

（1）非限制使用级抗菌药物：是指经长期临床应用证明安全、有效，对细菌耐药性影响较小，价格相对较低的抗菌药物，如广谱青霉素中的阿莫西林，第一代头孢菌素类的头孢氨苄，大环类酯类的红霉素，四环素等。

（2）限制使用级抗菌药物：是指经长期临床应用证明安全、有效，对细菌耐药性影响较大，或者价格相对较高的抗菌药物，如第一代头孢菌素中的头孢硫脒，广谱青霉素中的美洛西林，氨基糖苷类的妥布霉素，氯霉素等。

（3）特殊使用级抗菌药物：是指具有以下情形之一的抗菌药物：①具有明显或者严重不良反应，不宜随意使用的抗菌药物；②需要严格控制使用，避免细菌过快产生耐药性的抗菌药物；③疗效、安全性方面的临床资料较少的抗菌药物；④价格昂贵的抗菌药物，如第四代头孢菌素类的头孢吡肟，糖肽类的万古霉素，喹诺酮类的司帕沙星等。

2. 《抗菌药物临床应用管理办法》规定权限的授予

（1）不同职称权限的授予：①具有高级专业技术职务任职资格的医师，可授予特殊使用级抗菌药物处方权；②具有中级以上专业技术职务任职资格的医师，可授予限制使用级抗菌药物处方权；③具有初级专业技术职务任职资格的医师，在乡、民族乡、镇、村的医疗机构独立从事一般执业活动的执业助理医师以及乡村医生，可授予非限制使用级抗菌药物处方权。

（2）药师经培训并考核合格后，方可获得抗菌药物调剂资格。

（3）二级以上医院应当定期对医师和药师进行抗菌药物临床应用知识和规范化管理的培训，医师经本机构培训并考核合格后，方可获得相应的处方权。

（4）其他医疗机构依法享有处方权的医师、乡村医生和从事处方调剂工作的药师，由县级以上地方卫生行政部门组织相关培训、考核。经考核合格的，授予相应的抗菌药物处方权或者抗菌药物调剂资格。

四、基层医疗卫生机构抗菌药物的选用

《抗菌药物临床应用管理办法》规定，医疗机构应当按照国家药品监督管理部门批准并公布的药品通用名称购进抗菌药物，优先选用《国家基本药物目录》、《国家处方集》和《国家基本医疗保险、工伤保险和生育保险药品目录》收录的抗菌药物品种。

基层医疗卫生机构只能选用基本药物（包括各省区市增补品种）中的抗菌药物品种。

五、村卫生室使用抗菌药物开展静脉输注活动的要求

《抗菌药物临床应用管理办法》规定，医疗机构应当制定并严格控制门诊患者静脉输注使用抗菌药物比例。村卫生室、诊所和社区卫生服务站使用抗菌药物开展静脉输注活动，应当经县级卫生行政部门核准。

六、基层医疗卫生机构抗菌药物使用情况监督

《抗菌药物临床应用管理办法》规定，县级卫生行政部门负责对辖区内乡镇卫生院、社区卫生服务中心（站）抗菌药物使用量、使用率等情况进行排名并予以公示。

受县级卫生行政部门委托，乡镇卫生院负责对辖区内

村卫生室抗菌药物使用量、使用率等情况进行排名并予以公示、并向县级卫生行政部门报告。

（姚永萍　程　绪　周晓莉）

第七章 中医适宜技术

第一节 刮痧法

刮痧法是采用边缘光滑的器具如刮痧板（多用水牛角、黄牛角制成）、铜钱、硬币、陶瓷片、小汤匙等物，蘸植物油或清水在患者体表部位反复刮动的一种外治法。通过在人体从上到下、从内到外进行反复刮动，使局部皮下出现细小的出血斑点，状如砂粒，以促进全身气血流畅，邪气外透于表，从而达到防治疾病的目的。是基层医疗机构常用的治疗方法。

一、概述

痧证是感受时疫秽浊之气，以发热，胸腹或闷，或胀，或痛，或上吐下泻，或神昏闷乱，或皮下青紫痧癍、痧筋等为常见症的危急外感热病的统称。它包含两方面的含义，从广义来讲，一方面是指"痧"疹征象，即痧象；另一方面是指痧疹的形态外貌，即出现以指循皮肤，稍有阻碍的如粟小红点。清代邵新甫在《临证指南医案》中说："痧者，疹之通称，有头粒如。"它是许多疾病在发展变化过程中，反映在体表皮肤的一种共性表现。它不是一种独立的病，许多疾病都可以出现痧象，痧是许多疾病的共同证候，统称之为"痧证"，故有"百病皆可发痧"之说。

（一）适应证

本法临床应用范围较为广泛。过去主要用于痧症，现已扩展用于多种系统的疾病。如痧症、中暑、伤暑、湿温初起、感冒、发热、咳嗽、咽喉肿痛、呕吐、腹痛、疳积、伤食、头痛、头晕、小腿痉挛、汗出不畅、风湿痹痛等。

（二）物品准备

消毒酒精、托盘、消毒液、刮痧板，精油或凡士林等介质。若无则取边缘光滑、没有缺损的铜钱或硬币或瓷汤匙一个。小碗或酒盅一只，盛少许植物油或清水作为介质。

二、操作方法

（一）刮痧部位

主要在背部，有时亦可在颈部、前胸、四肢病变部位。

（二）刮痧方法

1．暴露患者的刮痧部位，评价患者施术部位皮肤的状态，并对施术部位进行消毒。

2．施术者用右手持刮痧工具，蘸取植物油或清水后，在确定的体表部位，轻轻向下顺刮或从内向外反复刮动，逐渐加重用力。刮治过程中随时询问患者有无不适，观察病情及局部皮肤颜色变化，及时调整手法力度。

3．刮时要沿同一方向刮，力量要求柔和均匀，应用腕力，一般刮10～20次，以出现紫色红斑点或斑块为度。一般要求先刮颈项部，再刮脊椎两侧部，然后再刮胸部及四肢部。刮背时，应向脊柱两侧，沿肋间隙呈弧线由内向外刮，每次8～10条，每条长6～15cm。

4．刮痧完毕后清洁患者皮肤及对刮痧板进行消毒。

三、刮痧注意事项

1．室内空气要流通，应注意保暖，勿使患者感受风寒。操作前后应对患者皮肤消毒，操作后刮痧板应进行消毒。

2．患者体位要根据病情而定，一般有仰卧、俯卧、仰靠、俯靠等，以患者舒适为度。

3．凡皮肤有溃烂、损伤、炎症或血友病、出血性紫癜和其他出血性疾病等，禁用本法治疗。

4．掌握好刮痧手法轻重，由上而下顺刮，并时时蘸植物油或清水保持肌肤润滑，不能干刮，以免刮伤皮肤。刮痧对皮肤有一定损伤，故一次刮痧完毕后，要等待一段时间，一般为 3 ～ 5 天，或痧斑消失再可进行下一次刮痧。

5．刮痧时应注意患者病情的变化，如病情不减，反而更加不适者，应立即送医院诊治。

6．刮完后，应擦净油渍或水渍，让患者休息片刻，饮用温开水一杯。保持情绪平静。并嘱其注意保暖，短时间内勿洗澡，忌食生冷、油腻、刺激食品。

7．刮痧时间一个部位一般 3 ～ 5 分钟，最长不超过 20 分钟，或以患者能耐受为度。

表7-1　刮痧法考核评分参考标准

学员姓名：　　　　　　　　　　　　　　　　考核时间：

考核项目	评分标准（刮破皮肤，扣 20 分）	满分	扣分	得分
素质要求	穿着整洁、仪表大方（5 分），举止端庄，态度和蔼（5 分）	10		
操作前准备	一、患者评估：主要症状（1 分）、临床表现（1 分）；刮痧部位皮肤情况（2 分）、对疼痛的耐受程度（1 分）	5		
	二、用物准备：治疗盘、刮痧板、治疗碗内盛少量清水或植物油，治疗巾或纸巾，快速手消液、必要时备浴巾、屏风等（8 分）。放于便于取用的位置（2 分）	10		
操作过程	一、体位及器材选择：体位舒适合理，暴露刮痧部位，注意保暖（5 分）。根据操作部位选择适宜刮痧板，并检查刮痧板有无毛刺（5 分）	10		
	二、手法操作：刮痧手法运用正确（5 分），刮痧顺序（2 分）、方向（3 分）符合要求，刮至局部皮肤出现发红或红紫色痧点（5 分），刮治时间合理（5 分）	20		
	三、注意事项：观察局部皮肤及病情变化（5 分），询问患者有无不适（5 分）	10		

续表

考核项目	评分标准（刮破皮肤，扣20分）	满分	扣分	得分
	四、术后处理：刮痧完毕后，清洁局部皮肤（5分），患者取舒适卧位，注意保暖（5分）	10		
	五、综合评价：操作熟练（5分），运用刮法正确，用力均匀（5分）	10		
操作后	清理用物，归还原处（3分），洗手，记录（2分）	5		
理论提问	选择以下一个问题回答： 1. 刮痧的禁忌证 2. 刮痧的操作顺序 3. 刮痧后的注意事项	10		
得分合计				

技能考核老师签名：

第二节　拔　罐　法

拔罐法，古称"角法"，是一种以罐为工具，借助热力排除其空气，造成负压，使罐吸附在腧穴或应拔部位的体表而产生刺激，使局部皮肤充血、瘀血，以达到防治疾病目的的方法。

一、概述

拔罐法，在《五十二病方》中就有记载，历代医家也多有论述。拔罐法具有温经通络、祛风散寒、消肿止痛、吸毒排脓等作用，适用于多种病症的治疗。随着医疗实践的发展，罐的种类也不断改进和创新，使得治疗范围得以扩展，并经常与针刺配合使用，因而是针灸技术的重要组成部分。

（一）适应证

本法临床应用范围较为广泛。如风湿痹痛、各种神经麻痹、腹痛、背腰痛、痛经、头痛、感冒、咳嗽、哮喘、消化不良、胃脘痛、眩晕、丹毒、红丝疔、毒蛇咬伤、疮疡初起未溃等均可使用。

（二）物品准备

罐具：竹罐、陶罐、玻璃罐、抽气罐等。治疗盘、止血钳、95% 乙醇、打火机、小口瓶、必要时备毛毯、屏风、垫枕。根据拔罐方法及局部情况备纸片、凡士林、棉签、0.5% 碘伏、镊子、干棉球、三棱针或梅花针、纱布、胶布等。

二、操作方法

（一）拔罐方法

通常采用以下三种方法。

1. 火罐法　利用燃烧时火焰的热力，排去空气，使罐内形成负压，借以将罐吸附在皮肤上。常用操作方法有闪火法、投火法和架火法三种。

（1）闪火法：用镊子或止血钳夹住 95% 乙醇棉球，点燃后在罐内绕一圈，立即退出，然后速将罐扣在施术部位。此法较为安全，临床运用最为广泛。

（2）投火法：将乙醇棉球或纸片点燃后投入罐内，迅速将罐扣在施术部位。此法适用于侧面横位拔罐。

（3）架火法：选用不易燃烧和传热的物体，如瓶盖、小酒盅等（直径小于罐口），放在拔罐部位。内置燃烧酒精棉球，点燃后迅速将罐扣上。此法吸附力较强，但应注意倒扣准确，避免碰到燃烧的棉球，灼伤皮肤。此法多用于平卧位拔罐。

2. 水罐法　此法一般适用于竹罐。先将竹罐倒置在清水或药液中，煮沸 1 ~ 2min。然后用镊子夹住罐底，颠倒提出液面，甩去水液，趁热按在皮肤上，即能吸住。

3. 抽气罐法　先将抽气罐紧扣在操作部位上，用注射器或抽气筒抽出罐内空气，使其产生负压即能吸住。此种方法操作简便，易于掌握，可避免烫伤。缺点是没有火罐的温热效应。

（二）拔罐应用

临床拔罐时，根据病情的需要，可选用不同的拔罐应用方法。常用拔罐应用包括以下 5 种方法：

1. 留罐　又称坐罐，即拔罐后留置 10 ~ 15 min，罐大、吸拔力强的应减少留罐时间。单罐、多罐皆可应用。

2. 走罐　又称推罐，一般用于肌肉丰厚的部位，需选口径较大的玻璃罐，先在罐口或所拔部位的皮肤上，涂一些凡士林等润滑油脂，再将罐拔住。然后用右手握住罐体，上下反复推移，至所拔皮肤潮红充血甚或瘀血时将罐取下，走罐后可予以留罐。走罐临床作用类似于刮痧。

3. 闪罐　此法是将罐拔住后，又立即取下，再迅速拔住，如此反复多次地拔上取下，取下拔上，直至皮肤潮红为度。此法多具有温补作用，可运用于虚寒证。

4. 针罐　此法是将针刺与拔罐相结合应用的一种方法。即先针刺待得气后留针，再以针为中心点将火罐拔上，留置 10 ~ 15min 然后起罐起针。

5. 刺络拔罐　在拔罐部位消毒皮肤后，用三棱针点刺或用皮肤针叩刺出血，然后将罐吸拔于点刺的部位以加强刺血治疗作用。适应证：本法多用于治疗急慢性软组织疼痛、肢体麻木、丹毒、神经性皮炎等。

三、拔罐注意事项

1. 拔罐时，要选择适当体位和肌肉丰满的部位。体位不当、移动或骨骼凹凸不平、毛发较多的部位均不适宜。

2. 拔罐时，要根据所拔部位的面积大小而选择大小适宜的罐。操作时火罐离皮肤不宜过远，过程必须迅速，才能使罐拔紧，吸附有力。

3. 用火罐时，应注意棉球中乙醇吸收量不宜过多，以防滴落烫伤皮肤。

4．拔罐过程中随时观察火罐吸附情况和皮肤颜色。留罐时间不宜过长，以防出现水泡。若烫伤或留罐时间太长而皮肤起水泡时，小泡勿需处理，仅敷以消毒纱布，防止擦破即可。水泡较大时，用消毒针将水放出，涂以紫药水，或用消毒纱布包裹，以防感染。

5．刺络拔罐时，严格无菌操作，注意皮肤和罐口消毒，避免感染。拔罐后 24 小时内不宜洗澡。

6．起罐时，手法要轻缓，以一手抵住罐边皮肤，按压一下，使空气进入罐内，即可将罐取下，切不可硬行上提或旋转提拔，以防拉伤皮肤。

7．皮肤有过敏、溃疡、水肿和大血管分布部位，不宜拔罐。高热抽搐者和孕妇的腹部、腰骶部亦不宜拔罐。

（包　锐）

表7-2　拔罐法考核评分参考标准

学员姓名：　　　　　　　　　　　　　　考核时间：

考核项目	评分标准（若有皮肤烫伤，衣裤等被烧坏均为不合格）	满分	扣分	得分
素质要求	穿着整洁、仪表大方（5分），举止端庄，态度和蔼（5分）	10		
操作前准备	一、患者评估：主要症状（1分）、临床表现（1分）；拔罐部位皮肤情况（1分）、女患者是否处于妊娠期或月经期（1分）。告知患者（1分）：治疗过程中局部皮肤会出现与罐口相当大小的紫红色瘀斑，数日后自然消失	5		
	二、用物准备：治疗盘、火罐、打火机、95% 乙醇棉球、止血钳、小口瓶、快速手消液，必要时备浴巾、屏风等（8分）。放于便于取用的位置（2分）	10		

考核项目	评分标准（若有皮肤烫伤，衣裤等被烧坏均为不合格）		满分	扣分	得分
操作过程	一、体位及器材选择：选择体位舒适合理，松开衣着，暴露施术部位（5分），根据操作部位选择大小适宜火罐（2分），并检查罐口有无损坏（3分）		10		
	二、点火：乙醇棉球干湿适当，乙醇不可滴落（5分），操作时火罐离皮肤距离适宜，不可过远（5分）；点燃明火后在罐内环绕1～2周，迅速退出，未烧到罐口（5分）		15		
	三拔罐	留罐法	将罐扣在已经选定的部位，吸附力适宜，安全熄火，点燃的明火稳妥、迅速的投入小口瓶（5分）。注意拔罐后保暖，随时检查局部皮肤红紫的程度，皮肤有无烫伤或小水泡（5分）；留罐时间10～15分钟（口述），询问患者的感觉（5分）	15		
		闪罐法	将罐吸附于体表后（5分），又立即取下，再迅速拔住（5分），如此反复多次，直至皮肤潮红，透热为度（5分）			
	四、起罐：一手夹持罐体（2分），另一手拇指按压罐口皮肤（3分），使空气进入		5		
	五、术后处理：操作完毕后，清洁局部皮肤（2分），强调拔罐后注意事项；注意保暖（3分）		5		
	六、综合评价：操作熟练（5分）；方法正确，手法稳、准、快（5分）		10		

续表

考核项目	评分标准（若有皮肤烫伤，衣裤等被烧坏均为不合格）	满分	扣分	得分
操作后	清理用物，归还原处，火罐处理符合要求（3分），洗手、记录（2分）	5		
理论提问	选择以下一个问题回答： 1. 拔罐时如何预防烫伤 2. 哪些部位不宜拔罐 3. 如何保证火罐的吸附力 4. 拔罐起水泡如何处置	10		
得分合计				

技能考核老师签名：

第三节　针 刺 法

一、概述

针法，是针灸临床必须掌握的基本技能。指采用不同的针具，通过一定的手法刺激人体的腧穴或部位，以防治疾病的方法。

毫针，为古代"九针"之一。是古今临床应用最广泛的一种针具。通常所说的刺法主要指毫针刺法。

二、操作程序

（一）选择体位

患者感觉舒适、安稳，并能适应持久留针；医者能在此体位的基础上准确定位，操作时顺手。

1. 仰卧位　适用于取前身部（头面、颈部、胸腹、四肢前面）的腧穴（图7-1）。

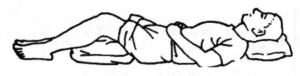

图7-1　仰卧位取穴法

2．俯卧位　适用于取后身部（侧头、胸肋、侧腰、臀部、四肢侧面）的腧穴（图 7-2）。

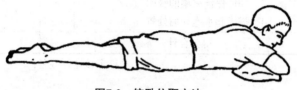

图7-2　俯卧位取穴法

3．侧卧位　适用于取侧身部（头颈、背、腰、臀、下肢后侧）的腧穴（图 7-3）。

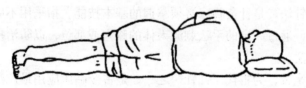

图7-3　侧卧位取穴法

4．仰靠坐位　适用于取头面、颈、胸、四肢的部分腧穴（图 7-4）。

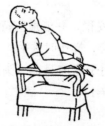

图7-4　仰靠座位取穴法

5．俯伏坐位　适用于取头、面颊、耳、颈侧、上肢的部分腧穴（图 7-5）。

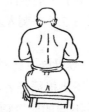

图7-5　俯伏坐位取穴法

6．侧伏坐位　适用于侧头顶、后头、项、肩、背、上肢的部分腧穴（图 7-6）。

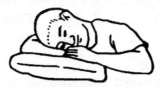

图7-6　侧伏坐位取穴法

对活动障碍者，应根据患者本身的体位，选取便于取穴的体位；对初诊、精神紧张或年老、体弱、病重者，最好选取仰卧位，以防晕针；选穴处方时便要考虑到体位，尽可能采用一种体位进行取穴针刺。

（二）常规消毒

1．医者手指术前以肥皂水洗净，然后以 75% 乙醇消毒棉球消毒。

2．施术部位以镊子夹住 75% 乙醇消毒棉球在所选腧穴部位处由中心点向外绕圈消毒。

（三）针刺的角度、方向和深度

正确掌握针刺的角度、方向和深度是获得针感、提高疗效、防止意外事故发生的重要环节。

1．针刺的角度 分为直刺（针身与皮肤表面呈 90° 角垂直刺入，适用于肌肉丰厚处的穴位）、斜刺（针身与皮肤表面呈 45° 角斜刺入，适用于不能或不宜深刺的穴位）、平刺（针身与皮肤表面呈 15° ~ 25° 平刺入，适用于皮肉浅薄处的穴位）。

2．针刺的深度 一般以既有针感而又不伤及重要脏器为原则。临床应用时，还要根据患者的病情、年龄、体质、经脉循行的深浅，以及不同的时令而灵活掌握。对于延髓部、眼区、胸腹部腧穴，尤其要注意掌握好针刺的角度、方向和深度。

3．针刺的方向 针刺方向一般根据经脉循行方向、腧穴分布部位和所要求达到的组织结构等而定。如头面部、胸部正中腧穴多用平刺；颈项、侧胸、背部多用斜刺；腹部及四肢多用直刺。

（四）常用针法

针刺手法简称针法，是针灸治疗疾病的重要技术，包括进针、行针、辅助行针、补泻等手法的操作。分别由数种手法组成，临床当根据具体情况辨证选用。

1．进针手法 常用进针法包括以下 5 种。

（1）爪切进针法：①操作方法：以左手拇指或示指之指甲掐切于穴位上，右手持针将针紧靠左手指甲缘刺入皮下。②临床运用：适用于短毫针针刺入肌肉丰厚处的穴位。

（2）夹持进针法：①操作方法：以左手拇、示指用消毒干棉球捏住针身下段，露出针尖，右手拇示指执持针柄，将针尖对准穴位，双手配合用插入法或捻入法将针刺入皮下。②临床运用：适用于 3 寸以上的长毫针针刺入肌肉丰厚处的穴位。

（3）舒张进针法：①操作方法：以左手五指平伸，左手拇、示二指或示、中二指置于穴位上，分开两指将皮肤撑开绷紧，右手持针从两指之间刺入皮下。②临床运用：适用于皮肤松弛或有皱纹的部位。

（4）提捏进针法：①操作方法：用左手拇、示两指将腧穴部位的皮肤捏起，右手持针从捏起部的上端刺入皮下。②临床运用：适用于皮肉浅薄的部位，特别是面部穴位的进针。

（5）管针进针法：①操作方法：用金属管或特制的进针器代替押手，选用平柄或管柄的毫针，从管中拍入或弹入穴位内，进针后将套管抽出。②临床运用：适用于因紧张情绪不宜采取其他方法进针的患者。

2．行针方法　行针方法是指进针后再施以一定的手法，这是针刺的基本手法。主要有两种：

（1）提插法：针尖进入皮肤一定深度后，施行上下、进退的行针动作，即将针从浅层插入深层，再由深层提到浅层，如此反复地上提下插的纵向行针手法。

（2）捻转法：针尖进入皮肤一定深度后，施行前后、左右的行针动作，即将针向前向后来回旋转捻动，反复多次行针。捻转的幅度一般掌握在180°～360°。必须注意捻转时不能单向转动，否则易造成肌纤维缠绕，导致出针困难。

3．辅助行针手法　辅助行针手法是为促进进针后得气或加强针感的方法。常用的辅助行针手法有：

（1）循法：是用手指顺着经脉的循行路径，在腧穴的上下部轻柔地循按。

（2）弹法：是用手指轻弹针尾，使针体微微震动，以加强针感。

（3）刮法：是用拇指抵住针尾，以示指或中指轻刮针柄，促使针感扩散。

（4）摇法：是轻轻摇动针体，直针而摇，可加强针感；卧针而摇，可促使针感向一定方向传导。

（5）震法：持针做小幅度的快速颤动，以增强针感。

（6）飞法：用右手拇、示指执持针柄，细细捻搓数次，然后张开两指，一搓一放，反复数次，状如飞鸟展翅。

4. 补泻手法 "补虚泻实"是针灸治疗的总则，补泻手法贯穿于从进针到出针的整个针刺过程。常用的补泻手法有如下7种：

（1）迎随补泻法：进针时针尖随着经脉循行去的方向刺入为补法；针尖迎着经脉循行来的方向刺入为泻法。

（2）徐疾补泻法：进针时徐徐刺入，少捻转，疾速出针者为补法；进针时疾速刺入，多捻转，徐徐出针者为泻法。

（3）提插补泻法：针下得气后，先浅后深，重插轻提，提插幅度小，频率慢，操作时间短者为补法；先深后浅，轻插重提，提插幅度大，频率快，操作时间长者为泻法。

（4）捻转补泻法：针下得气后，捻转角度小，用力轻，频率慢，操作时间短者为补法；捻转角度大，用力重，频率快，操作时间长者为泻法。

（5）呼吸补泻法：当患者呼气时进针、转针，吸气时退针，为补法；当吸气时进针、转针，呼气时退针，为泻法。

（6）开阖补泻法：出针时速按针孔为补法；出针时摇大针孔，不加按压为泻法。

（7）平补平泻法：进针后均匀地提插捻转。

（五）针刺得气或针刺感应

针刺部位产生的经气感应，称为"得气"。当针刺入到腧穴的一定深度后，患者即有酸、麻、胀、重等感应，部分患者尚有不同程度的感应扩散和传导现象。医者针下有沉重紧涩、如鱼吞钩之浮沉的感觉。如未得气，则针下虚滑，患者也没什么感觉。针刺得气与否，是疗效的关键。故当准确取穴，同时运用留针侯气、循弹催气、补益经气等方法使其得气。

（六）针刺常见异常情况的处理

1. 晕针

（1）现象：患者在针刺过程中，突然出现面色苍白、头晕目眩、心慌气短、出冷汗、恶心欲呕、精神萎倦、脉象沉细，甚者四肢厥冷、神志昏迷、二便失禁。

（2）原因：患者体质虚弱，精神过度紧张；或过劳、过饥、大汗、大泻后；或体位不适、医者手法过重。

（3）处理：立即停针，并将针全部取出；使患者平卧头位稍低，松开衣带，注意保温；轻者静卧片刻，饮温水可复；重者可针刺人中、内关、涌泉、足三里，并温灸百会、气海、关元，必要时配合其他急救措施。

（4）预防：初次受针者，当尽量消除其紧张情绪；尽量取卧位及选择舒适持久体位；取穴不宜过多，手法不宜过重；过饥、过劳患者暂不宜针刺；医者边治疗边注意观察患者的表情变化，一旦出现晕针先兆，应及早处理。

2. 滞针

（1）现象：在穴位内行针或出针时感到涩滞困难。

（2）原因：行针用力过猛、角度过大，或一个方向连续捻转致肌纤维缠针身；或患者精神紧张及因疼痛致肌肉痉挛引起滞针。

（3）处理：让患者放松以缓解紧张状态，用手指在邻近部位按揉；或在附近加刺一针以宣散气血；因单向捻转所致者，须反向推转左右轻捻松懈之。

（4）预防：尽量消除患者的紧张和顾虑，进针避开肌腱，捻转角度不宜过大，不能单向连续捻转。

3. 弯针

（1）现象：针身弯曲，在肌肉内改变了进针时刺入的方向和角度，行针及出针困难，患者感疼痛。

（2）原因：医者进针手法不熟练，用力不匀；或患者留针时体位移动；或滞针未及时处理。

（3）处理：针身轻微弯曲者，将针缓慢退出；弯曲角度大者，须轻微摇动针体，顺势将针退出；因体位改变所致者，当恢复原体位，放松局部，再行退针。

（4）预防：施术手法要熟练，指力要轻柔，患者体位要舒适，不要变动体位，针刺部位不受压或碰撞，及时处理滞针。

4．断针

（1）现象：针身折断，部分针身露于皮肤之外，或针身全部没入皮肤之下。

（2）原因：针具质量差，针身或针根损坏失于检查；医者用力过猛，致肌肉剧烈挛缩；或患者体位改变，外物压迫碰撞；或电针刺激强度过大。

（3）处理：发现断针后，医者必须镇定，嘱患者保持原体位，以防断针向深层陷入。残留断端者，可用镊子取出。残端完全陷入肌层者，应在 X 线下定位，立即施行外科手术取出。

（4）预防：进针前仔细检查针具；针刺时要将针身留一部分在体外；及时处理滞针和弯针，不可强拉强拔；使用电针不可突然加大刺激强度。

5．血肿

（1）现象：出针后局部青紫或肿胀疼痛。

（2）原因：针刺时损伤小血管。

（3）处理：针孔局部小块青紫，一般不必处理，待其自行消退。如局部青紫肿痛甚者，可先行冷敷止血，再行热敷揉按。

（4）预防：剔除带钩针具；熟悉解剖部位，尽量避开血管；针刺手法轻巧，注意眼区穴位的操作技巧。

6．气胸

（1）现象：进针后患者出现咳嗽、呼吸困难、发绀等。

（2）原因：针刺胸背部穴位过深，刺伤肺，空气进入胸腔，引起气胸。

（3）处理：应立即报告医生，可让患者取半卧位休息，严密观察病情变化，避免咳嗽，必要时遵医嘱给予抗感染治疗，重症者及时配合医师行胸腔穿刺减压术、给氧、抗休克等抢救处理。

（4）预防：注意掌握进针深度。

三、针刺注意事项

在针刺治疗疾病时，为保证安全、确保疗效，在操作时应注意以下 9 个方面。

1．治疗室经常保持清洁、安静、光线充足、温度适宜，定期进行通风和空气消毒。针刺用的毫针，原则上应为一次性使用，若多次重复使用针具要经高压蒸汽灭菌或煮沸消毒方可使用。操作前患者针刺部位及医者双手应使用碘伏或75% 乙醇消毒。

2．对硬弯、锈蚀、有钩等不合要求的针具应剔出不用。

3．针刺前做好解释工作，使患者消除紧张恐惧心理。选择合理的体位，注意保暖。

4．严格执行操作程序，准确取穴，正确运用进针方法。针刺中严密观察患者的反应，出现意外，应紧急处理。

5．起针时要核对穴位及针数，防止将毫针遗留在患者身上，发生意外。

6．患者在饥饿、疲劳、精神高度紧张时不宜针刺。体弱者不宜过强刺激，尽量采用卧位。

7．对胸胁腰背部的腧穴，不宜直刺、深刺，以免刺伤内脏。针刺眼区和项部风府、哑门等穴和脊椎部腧穴时，要注意角度和方向，不宜大幅度提插、捻转和长时间留针，以免伤及眼球、延髓等重要组织器官。

8．孕妇的下腹、腰骶部及合谷、三阴交、昆仑、至阴等通络的腧穴，禁止针刺。小儿囟门未闭合时，头顶部腧穴不宜针刺。

9．皮肤有感染、溃疡、瘢痕或肿瘤的部位及有出血倾向、高度水肿者，不宜针刺。

四、常见急症的针灸技术应用能力

依据不同的病症，常见急症的针灸技术应用能力归纳见表 7-3。

表7-3 常见急症的针灸技术应用能力

病症			主穴
偏头痛			头维、外关、角孙、风池、太冲、丰隆、足临泣、率谷
落枕			落枕穴、阿是穴、肩井、后溪、悬钟
中风	中经络		内关、水沟、三阴交、极泉、尺泽、委中
	中脏腑	闭证	内关、水沟、十二井穴、太冲、合谷
		脱证	内关、水沟、神阙、气海、关元
哮喘	实证		肺俞、定喘、列缺、尺泽、膻中
	虚证		肺俞、定喘、肾俞、太溪、膏肓、太渊、足三里
呕吐			足三里、内关、中脘
泄泻	急性泄泻		足三里、天枢
	慢性泄泻		足三里、天枢、中脘、关元、地机
痛经	实证		三阴交、中极、次髎
	虚证		三阴交、气海、足三里

续表

急性腰扭伤			阿是穴、肾俞、腰痛穴、委中
病症			**主穴**
牙痛			合谷、颊车、下关
晕厥			人中、涌泉、中冲、足三里
虚脱			水沟、内关、素髎
高热			大椎、合谷、十宣、十二井穴、曲池
抽搐			水沟、内关、合谷、太冲
内脏绞痛	心绞痛		内关、阴郄、膻中
	胆绞痛	急性胆囊炎胆石症	胆囊穴、胆俞、肝俞、阳陵泉、日月、期门
		胆道蛔虫症	胆囊穴、迎香、四白、阳陵泉、日月、鸠尾
	肾绞痛		肾俞、三焦俞、关元、阴陵泉、三阴交

表7-4　针刺疗法考核评分参考标准

学员姓名：　　　　　　　　　　　　考核时间：

考核项目	评分标准	满分	扣分	得分
素质要求	仪表大方，举止端庄，态度和蔼	5		
	穿着整洁	5		
操作前准备	评估： 1. 当前主要症状、临床表现、既往史 2. 患者体质、扎针部位皮肤有无瘢痕、感染、破溃出血及炎症等 3. 患者对疼痛的耐受情况、有无恐惧焦虑及对针刺疗法的认识程度 4. 患者目前的意识状态、配合程度及心理状况，女患者询问是否处于月经期及妊娠期 5. 评估环境，必要时屏风遮挡保护隐私	5		

考核项目	评分标准	满分	扣分	得分
	告知： 1. 告知患者针刺过程中如有酸麻、胀痛、沉、紧、涩等感觉，属正常针感 2. 告知患者治疗过程中，若出现头晕、目眩、面色苍白、胸闷、欲呕应及时告知医师，此种现象属于晕针	5		
	准备： 1. 医务人员准备：语言、举止合乎专业要求；洗手、戴口罩 2. 物品准备齐全，放置合理（治疗盘、无菌毫针、无菌棉球、无菌棉签、皮肤消毒剂、弯盘） 3. 患者体位舒适、解除紧张情绪，进食进饮，排空大小便	5		
操作过程	核对：床号、姓名、诊断、介绍并解释，患者理解与配合	5		
	协助患者松开衣着，根据针刺部位，取合理体位	3		
	选穴：穴位选择正确，选穴后先用拇指按压穴位，并询问患者有无感觉	5		
	消毒：消毒进针部位后，选取合适的毫针（观察毫针有无弯针、锈蚀、有钩，若针具不合格应剔除不用），消毒术者持针手指	5		
	进针：根据针刺部位，选择相应的进针方法和角度，正确进针 1. 单手进针法：右手拇指，示指夹持针柄或针身，中指指端靠近穴位，指腹抵住针尖或针身下端，当拇指、示指用力时，中指随之屈曲，针尖迅速刺进皮肤	5		

考核项目	评分标准	满分	扣分	得分
	2．指切进针法：左手拇指指甲切按在穴位旁，右手持针，紧靠左手指甲，将针刺入皮肤 3．舒张进针法：左手拇、指示指将针刺部位的皮肤向两侧撑开绷紧，右手将针从左手拇、示指的中间刺入			
	行针：据病情，选择正确的行针与补泻手法，患者局部产生酸、麻、重、胀等感觉，或向远处传导，即"得气"。得气后调节针感，一般留针10～20分钟	10		
	观察：针刺及留针过程中，密切观察病人有无晕针、滞针等情况。认真询问病人感觉，消除紧张心理，出现意外，紧急处理	5		
	出针：一般用左手拇、示指持消毒棉球按住针孔周围皮肤，右手持针柄，边捻边退到皮下迅速拔针，随即用无菌干棉签轻轻按压针孔片刻防出血	5		
	核对：出针后核对针数，防止遗漏	5		
	操作完毕，协助患者整理衣物，安置舒适卧位，整理床单位	2		
	操作评价： 1．患者体位合理，穴位准确，针时"得气"快，感觉舒适，症状改善 2．针刺后患者安全，未发生针刺意外 3．操作熟练，方法正确，无菌观念强，熟悉针刺意外情况的处理	10		
操作后	清理用物，归还原处，使用过的针具及用物处理符合要求	3		
	洗手，按要求记录及签名	2		

续表

考核项目	评分标准	满分	扣分	得分
理论提问	选择回答 1．注意事项 2．针刺意外的处理 3．针刺角度和深度	10		
得分合计：				

技能考核老师签名：

第四节　艾　灸　法

灸法是指用某些燃烧材料熏灼或温熨体表的一定部位，借灸火的热力和药物的作用，通过刺激经络腧穴达到温经通络、活血行气、散寒祛湿、消肿散结、回阳救逆及预防保健的作用，以达到防治疾病的目的。灸法的原料多用艾叶或艾绒，因此也称"艾灸"，是中医针灸推拿中重要的一门技术。

一、概述

艾灸临床运用广泛，《医学入门》说："凡病，药之不及，针之不到，必须灸之。"施灸的材料很多，但以艾叶制成的艾绒为主。因其味苦，辛温无毒，主灸百病。

（一）适应证

本法主要适用于慢性虚弱性疾病以及风寒湿邪为患的病证。如中焦虚寒性呕吐、腹痛、腹泻；脾肾阳虚、元气暴脱所致久泄、遗尿、遗精、阳痿、虚脱、休克；气虚下陷所致脏器下垂；风寒湿痹而致腰腿痛。

（二）物品准备

治疗盘、艾条或艾柱、火柴、凡士林、棉签、镊子、弯盘、浴巾、屏风。间接灸时还应备用姜片、蒜片、食盐、附子饼等。

二、操作方法

（一）艾炷灸

将艾绒用手搓成圆锥形的艾炷，大小可根据病情而定。燃烧一个艾炷叫一壮。

1. 直接灸　将大小适宜的艾炷直接放在皮肤上施灸的一种方法。根据施灸程度的不同，分为瘢痕灸和无瘢痕灸。施灸时，可先在施灸部位涂以少量凡士林，放置艾炷后点燃。每壮必须燃尽，然后除去灰烬，继续易炷再灸，一般灸 7～9 壮，灸后局部起疱化脓，愈后留有瘢痕，称为瘢痕灸。每壮不必燃尽，当燃剩 2/5 左右，患者有灼痛感时，即换炷再灸，连灸 3～7 壮，以局部皮肤充血、红润为度，灸后不化脓、不留瘢痕，称为无瘢痕灸。

2. 间接灸　又称隔物灸，即在艾炷与皮肤之间隔上某种药物而施灸的方法。根据不同的病证选用不同的隔物，如隔姜灸、隔蒜灸、隔盐灸、隔附子饼灸。

（1）隔姜灸：将鲜姜切成直径大约 2～3 厘米，厚为 0.2～0.3 厘米的薄片，中间用针刺数孔，然后将姜片置于应灸的腧穴部位或患处，再将艾炷放在姜片上点燃施灸，以使皮肤红润而不起泡为度。

（2）隔蒜灸：用鲜大蒜头，切成厚约 0.2～0.3 厘米的薄片，中间以针刺数孔（捣蒜如泥亦可），置于应施灸腧穴或患处，然后将艾炷放在蒜片上，点燃施灸。

（3）隔盐灸：用干燥的食盐填敷于脐部，或于盐上再置一薄姜片，上置大艾炷施灸。

（4）隔附子饼灸：将附子研成粉末，用酒调和成直径约 3 厘米，厚约 0.8 厘米的附子饼，中间以针刺数孔，置于应施灸腧穴或患处，上面再放艾炷施灸。

（二）艾条灸

将艾条一头点燃，置于距施灸皮肤约 2～3cm 处进行左右移动或回旋熏灸，或与施灸部位不固定距离，一上一下活动地施灸，使患者局部有温热感而无灼痛感。一般灸 3 ~ 5 分钟。根据操作手法的不同可分为温和灸、回旋灸、雀啄灸等。操作时注意一手持艾条，一手拇指置于施灸部位。感受温度变化，避免烫伤。

（三）温针灸

温针灸是针刺与艾灸相结合的一种方法。将针刺入腧穴得气后，将纯净细软的艾绒捏在针尾上，或用一段 2cm 左右的艾条插在针尾上，点燃施灸。待艾绒或艾条烧完后除去灰烬，将针取出。

此外，还有以非艾绒为材料施灸的方法称为非艾条灸，如灯火灸、天灸等。

三、灸法注意事项

1．在不影响艾灸的灸感和火力的前提下，施灸的诊室应具备排烟设备。

2．施灸时艾绒团必须捻紧，防止艾火脱落，烧伤皮肤和点燃衣服被褥。施灸顺序，一般先灸上部，后灸下部；先腰背部，后胸腹部，先头身，后四肢。壮数先少后多，艾柱先小后大。

3．黏膜附近、颜面、五官和大血管的部位，不宜采用瘢痕灸。实证、热证、阴虚发热、孕妇腹部和腰骶部也不宜施灸。

4．灸后局部出现微红灼热属正常现象，无需处理，如局部出现水泡，小者可任其自然吸收，大者可用消毒针挑破，放出水液，涂以甲紫，以消毒纱布包敷。

艾灸法考核评分参考标准见表 7-5。

表7-5 艾条灸法考核评分参考标准

学员姓名： 考核时间：

考核项目	评分标准	满分	扣分	得分
素质要求	仪表大方，举止端庄，态度和蔼	5		
	穿着整洁	5		
操作前准备	评估： 1．当前主要症状、临床表现、既往史 2．患者体质、实施艾灸部位的局部皮肤情况 3．患者对热及疼痛的耐受情况 4．患者目前的心理状况意识状态、配合程度及心理状况，女患者询问是否处于妊娠期 5．评估环境，必要时屏风遮挡	5		
	告知： 1．艾绒点燃后可出现较淡的中药燃烧气味 2．治疗过程中，局部皮肤出现微红灼热属于正常现象。如是瘢痕灸会由于艾火烧灼皮肤产生剧痛	2		
	准备： 1．语言、举止合乎专业要求 2．洗手、戴口罩 3．物品准备齐全，放置合理（治疗盘、艾条、火柴、弯盘、小口瓶、快速手消液，必要时备浴巾，屏风） 4．解释清楚、明了 5．患者体位舒适	8		
操作过程	核对：床号、姓名、诊断、介绍并解释，患者理解与配合	6		
	体位舒适合理，暴露施灸部位，保暖	3		

考核项目	评分标准	满分	扣分	得分
	点燃艾条，点火安全无灼伤皮肤或烧坏衣物、灸法正确、艾条与皮肤距离符合要求 1．温和灸：对准施灸部位的腧穴或患处，距离皮肤约 2～3cm 进行熏烤，以患者局部皮肤有温热感而无灼痛为宜、出现红晕为度。一般每穴或患处施灸 10～15 分钟 2．雀啄灸：对准施灸部位的皮肤，像鸟啄食一样，一上一下地施灸，给施灸的局部一个变量刺激。每处 5 分钟左右 3．回旋灸：施灸时与施灸部位皮肤保持一定的距离，并向左右或上下方向反复旋转或移动施灸。可灸 20～30 分钟	15		
	及时除掉艾灰、艾灰无散落在皮肤上	5		
	艾条灸至局部皮肤稍起红晕，施灸时间合理	5		
	观察局部皮肤及病情，随时询问患者有无灼痛感，及时调整距离，防止烧伤	5		
	施灸完毕，立即将艾条插入小口瓶熄灭艾火，清洁局部皮肤	3		
	整理床单位，合理安排体位	3		
	选穴部位准确、施灸部位准确、皮肤情况、患者感觉、目标达到的程度	5		
	操作熟练、动作轻巧、稳重、运用灸法正确	10		

考核项目	评分标准	满分	扣分	得分
操作后	清理用物，归还原处，艾条处理符合要求	3		
	洗手，按要求记录及签名	2		
理论提问	1. 施灸的先后顺序是什么 2. 温和灸、雀啄灸、回旋灸的区别 3. 施灸出现水泡的处理	10		
得分合计				

技能考核老师签名：

第八章　常用基本技能

第一节　病史采集

病史采集的方法很多，其中最基本、最常用的是问诊与体格检查。

一、问诊

问诊是医生通过对患者或相关人员的系统询问获取病史资料，经过综合分析而做出临床判断的一种诊断方法。根据问诊时的临床情景和目的的不同，可以分为全面系统的问诊和重点问诊，住院患者一般进行全面系统的问诊，门诊和急诊主要进行重点问诊。

（一）问诊的重要性

1. 了解疾病的主要方法　通过问诊可详细了解疾病的发生、发展情况、诊治经过、既往健康状况和曾患疾病的情况，从中获得诊断依据，然后对这些资料进行分析、综合、推理，得出初步诊断。病史的系统性、完整性、准确性对疾病的诊断与治疗至关重要，因此，问诊是每个临床医师必须掌握的基本技能。

2. 问诊可为进一步诊治提供线索　问诊还可为疾病的进一步检查与治疗提供线索，尤其是某些疾病的早期，缺乏器质性或形态学方面的改变，体格检查、一般的辅助检查、甚至特殊检查都可能无异常表现，而患者却已经感受到某些不适，这时就可以通过问诊获得信息并做出诊断。

3. 问诊是建立良好医患关系的重要基础　问诊是医生诊治疾病的第一步，正确的问诊方法和问诊技巧，使患者感到医生的亲切和可信，从而建立良好医患关系。

（二）问诊的基本方法和技巧

1. 问诊前沟通　问诊开始前先做自我介绍，表示愿意尽自己所能为患者解除病痛或满足其合理要求，承诺为患者的隐私保密。

2. 询问病史的程序　一般由主诉开始，逐渐深入，有目的、有层次、有顺序的询问。如"您感觉哪里不舒服？""病了多长时间了？"，然后再逐步深入询问病史的全部内容。对有鉴别价值的阳性或阴性症状也应进行详细询问。

3. 时间要准确　明确患者首发症状开始的确切时间和演变过程，提供疾病发展的全貌。如有几个症状同时出现，有必要确定其先后顺序。

4. 问诊进度控制　问诊的核心是"问"而不是单纯地"听"和"记"。医生的提问应当有计划性和指向性，把握整个问诊过程的有序进行。

5. 语言　尽可能使用通俗易懂的词语（包括方言）。如："你拉肚子有几天了？干的还是稀的？"而不是"你腹泻几天了？是水样便吗？"。

6. 避免套问和诱问　在与患者交谈中，可适当提出一些需要进一步弄清楚的问题，但应避免套问或诱问，如不应该问"您失眠吗？"而应该问"您睡眠情况如何？"；不应该问"您是下午发热吗？"，而应该问"您发热一般是在什么时间？"。以免被患者顺口称是，影响病史的真实性。

7. 特殊患者的问诊　危重患者问诊，要简化问诊过程，必要时同时进行体检、抢救、问诊，可在病情稳定后再详细问诊、记录。盲人、聋哑人、抑郁症患者、老年人等特殊人群可借助手势、翻译等多种方式进行问诊。

（三）问诊的内容

问诊包括一般项目、主诉、现病史、既往史、个人史、月经婚育史、家族史等。

1．主诉 主诉是患者感受最痛苦或最明显的症状或体征及其持续时间，也是就诊最主要的原因。主诉的文字要简练，用医学术语，一般的格式是，主诉＝主要症状＋部位＋持续时间，例如发热、咽痛 2 天；活动后心慌、气短 2 年等。

2．现病史 现病史是病史的主体部分，指患者本次疾病的发生、发展、演变和诊治的全过程，应按时间顺序书写。现病史主要包括起病情况、主要症状的特点、病因与诱因、病情的发展与演变、伴随症状、诊治经过和病程中的一般情况等。

3．既往史 包括患者既往的健康状况和过去曾经患过的疾病（包括各种传染病）、外伤手术史、预防注射史、输血史、过敏史等，以及与目前所患疾病有密切关系的情况。系统回顾是指按呼吸系统、循环系统、消化系统、泌尿生殖系统、血液造血系统、内分泌与代谢系统、神经精神系统、运动系统疾病的主要症状进行有序的询问。

4．个人史

（1）社会经历：包括出生地、居住与经历地和居留时间等，注意出生地及居住地区与某种传染病或地方病的关系。

（2）职业与工作条件：包括工种、劳动环境与工业毒物等接触情况及时间。

（3）习惯与嗜好：个人卫生习惯、烟酒嗜好的时间与摄入量、其他特殊嗜好等。

5．月经史及婚育史

（1）月经史：女性患者应询问月经的初潮的年龄、月经周期和行经天数，经血的量和色及伴随症状、末次月经日期或绝经年龄。记录格式：初潮年龄 $\dfrac{行经期（天）}{月经周期（天）}$ 末次月经时间或绝经年龄。

（2）婚育史：了解患者婚姻情况、对方健康状况，女性已婚患者应询问妊娠与生育次数和年龄等。

6. 家族史　了解亲属有无遗传性或传染性疾病。如有，需追问三代近亲的健康情况，例如有无血友病、白化病。

（王　刚　夏　川　辜晓惠）

二、体格检查

医师运用自己的感官或借助于一些简单的检查工具（如体温表、血压计、听诊器等），来客观地了解和评估患者身体状况的一系列最基本的检查方法。体格检查的基本检查方法有视诊、触诊、叩诊、听诊和嗅诊。

（一）体格检查的基本要求

1. 检查者要仪表端庄、医容整洁、态度和蔼，注意医患沟通和人文关怀，要取得患者的理解和配合。

2. 检查室要在适宜光线、室温和安静的环境中进行。动作要细致轻柔、规范、准确。检查时依次暴露被检查部位，检查者一般站于被检查者的右侧。

3. 应按照一定的顺序进行，既要重点突出，又要全面，尽量避免遗漏。通常先检查全身一般状态，然后检查头、颈、胸、腹、脊柱、四肢、生殖器、肛门、神经系统等。

4. 根据病情变化，随时复查，及时发现新的症状和体征，以便补充或修正诊断，并及时采取相应的医疗措施。如遇危重患者应根据主诉和临床主要表现做重点检查，并立即进行抢救，待病情好转后，再做系统、全面的检查。

（二）基本检查法

1. 视诊是医生用视觉来观察患者全身或局部状态的检查方法。视诊最好在自然光线下进行，夜间在普通灯光下常不易辨别黄疸和发绀、苍白和皮疹。侧面来的光线对观察搏动或肿物的轮廓很有帮助。

2．触诊是医生通过手与被检查者身体局部接触后的感觉或被检查者的反应，发现其身体某部有无异常的检查方法。触诊多以手指腹和掌指关节部掌面进行。按触诊部位及检查目的的不同，触诊方法可分为：

（1）浅部触诊法：用一手轻轻放在被检查的部位，利用掌指关节和腕关节的协同动作，轻柔地进行旋转或滑动触摸。适用于检查体表浅在病变、皮肤、关节、软组织以及浅部动脉、静脉、神经和精索等。

（2）深部触诊法：用一手或两手重叠，由浅入深，逐渐加压以达深部，以确定深部病变的部位和性质。主要用于腹内脏器及腹部包块等检查。根据检查目的和手法的不同又分为：

1）深部滑行触诊法：医生用并拢的二、三、四指末端逐渐触向腹腔深部的脏器或包块，在触及的脏器或包块上做上、下、左、右的滑动触摸，如为肠管或条索状包块，则需做与长轴相垂直方向的滑动触诊。常用于腹腔深部包块和胃肠病变的检查。

2）双手触诊法：医生将左手置于患者脏器或包块的后部，并将被检查部位推向右手方向，右手置于被检查部位进行触诊。常用于肝、脾、肾和腹腔肿物的检查。

3）冲击触诊法：又称浮沉触诊法。检查时，右手并拢的示、中、环指，取 $70° \sim 90°$ 角放置于腹壁相应的部位，做数次急速而较有力的冲击动作，在冲击腹壁时指端会有腹腔脏器或包块浮沉的感觉。这种方法一般仅用于有大量腹水而肝、脾大或有腹腔包块的患者。

4）深压触诊法：医生用一或两个手指逐渐深压，以探测腹腔深在病变的部位或确定腹部压痛点，如阑尾压痛点、胆囊压痛点等。

3．叩诊是医生用手指叩击患者某部位表面，使之震动而产生音响，根据震动和声响的特点来判断被检查部位的脏器状态有无异常。

（1）叩诊方法：

1）直接叩诊法：医生用右手中间三指的掌面直接拍击被检查的部位，借拍击的反响和指下的震动感来判断病变情况的方法。此法主要适用于胸部或腹部面积较广泛的病变，如大量胸腔积液或腹水等。

2）间接叩诊法：又称指指叩诊法，是临床最常用的叩诊法。左手中指第二指节紧贴于叩诊部位，其他手指稍抬起，勿与体表接触；右手指自然弯曲以中指指端叩击左手指第二指节前端，叩击方向与叩诊部位的体表垂直。每一叩诊部位应连续叩击 2 ~ 3 下，叩击力量要适宜，以腕关节与掌指关节的活动为主，避免肘关节及肩关节参与活动（间接叩诊指法见图 8-1）。

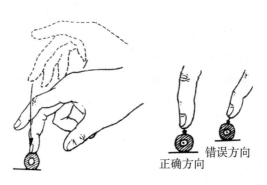

正确方向　错误方向

图8-1　间接叩诊指法示意图

（2）叩诊音：由于被叩击部位组织器官密度、弹性、含气量以及体表的距离不同，故在叩击时可产生不同的音响。根据音响的强弱、音调的高低、振动时间的长短等，叩诊音可分为清音、浊音、实音、鼓音、过清音。其特点和临床意义见表 8-1。

表8-1 各种叩诊音的特点及临床意义

叩诊音	音响强度	音调	持续时间	正常存在部位	临床意义
清音	强	低	长	正常肺部	无
浊音	弱	高	短	心、肝被肺覆盖部分	肺炎、肺不张等
实音	最弱	最高	最短	心、肝	大量胸腔积液、肺实变等
鼓音	最强	最低	最长	胃泡区	气胸、肺空洞
过清音	更强	更低	更长	无	阻塞性肺气肿

4．听诊是医生用耳或借助于听诊器听取身体各部发出的声音，来判断正常与否的一种诊断方法。听诊方法包括直接听诊和间接听诊，借用听诊器的间接听诊最常用，对听诊部位的声音有一定的放大作用，主要用于心、肺、血管等检查。

5．嗅诊是以嗅觉辨别发自患者的异常气味与疾病之关系、以提供诊断线索的诊断方法。这些异常气味多来自皮肤、黏膜、呼吸道、胃肠道、呕吐物、排泄物、分泌物、脓液与血液等。嗅诊往往能迅速提供有重要意义的诊断线索，如呼吸有大蒜味见于有机磷农药中毒；烂苹果味见于糖尿病酮症酸中毒。

（三）体格检查操作规范

1．一般检查

（1）全身状态检查：包括性别、年龄、生命体征、发育与体型、营养、意识状态、面容与表情、体位、步态。

（2）皮肤黏膜检查：包括颜色、湿度、弹性、皮疹、出血、蜘蛛痣、水肿、皮下结节等。

（3）淋巴结检查：淋巴结分布于全身，体格检查时只能检查身体各部表浅淋巴结。正常人表浅淋巴结很小，直径多在 0.2～0.5cm，质地柔软，表面光滑，无压痛，与毗邻组织无粘连，不易触及。若触及淋巴结肿大时应注意大小、数量、活动度、有无触痛等。常见的浅表淋巴结有：

1）颌下淋巴结：左手扶头使头倾向左前下方，右手四指并拢触摸左颌下淋巴结；对侧反之，右手扶头使其倾向右前下方，左手四指并拢触摸右颌下淋巴结。

2）颈部淋巴结：检查时被检查者头稍低，使皮肤松弛，检查者双手四指并拢，紧贴检查部位，进行滑动触诊，依次检查前后区。

3）锁骨上窝淋巴结：被检查者头稍前屈，检查者双手四指并拢，左手检查右侧，右手检查左侧由浅入深进行滑动触诊。

4）腋窝淋巴结：检查右侧时，检查者右手握被检查者右手，使其前臂稍外展，左手四指并拢稍弯曲，自被检查者右上臂后方插入右侧腋窝，直达腋窝顶部，自腋窝顶部沿胸壁自上而下进行触摸，依次检查右侧腋窝的内壁、外壁、前壁和后壁。检查左侧时用左手进行。

5）滑车上淋巴结：检查左侧时，检查者以左手托被检查者右前臂，在右手肱二头肌和肱三头肌间沟触诊。检查右侧时用左手触诊。

6）腹股沟淋巴结：被检查者平卧，下肢伸直，检查者四指并拢分别触摸其上群和下群。

2. 眼、耳、鼻、口部检查

（1）眼部检查

1）眼睑及结膜：观察眼睑有无水肿、上睑下垂、眼睑闭合障碍等；观察上、下睑结膜、穹隆结膜、球结膜，先左后右。

2）巩膜与角膜：观察巩膜有无黄染，注意检查角膜透明度情况。

3）眼球：注意眼球的外形与运动。观察眼球有无突出、下陷、眼球震颤等。从左、左上、左下、右、右上、右下6个方向的顺序检查眼球运动情况。

4）瞳孔：正常瞳孔为圆形，直径为3～4mm，双侧等大、等圆。嘱患者注视正前方，用手电筒直接照射一侧瞳孔，被照瞳孔立即缩小，移开光源后迅速复原，称直接对光反射。用手隔开两眼，光照一侧瞳孔，另一侧瞳孔也同时收缩，称间接对光反射。瞳孔对光反射迟钝或消失，见于昏迷患者。

（2）耳部检查

1）耳郭与外耳道：检查有无耳郭畸形、痛风结节、耳郭红肿等。检查外耳道有无红肿、溢液，有无牵拉痛。

2）乳突：按压乳突有无压痛。

3）听力：粗测听力是否正常。

（3）鼻部检查

1）鼻外形：观察鼻部皮肤颜色和鼻外形的改变，有无酒渣鼻、蛙状鼻、鞍鼻等；观察鼻前庭、鼻腔，检查两侧鼻通气状况。

2）鼻窦：①额窦：检查者双手置于两侧颞部，双手拇指分别置于患者左右眼眶上方稍内，用力向后按压；②筛窦：检查者双手置于两侧耳郭部，双手拇指分别置于患者鼻根内部与眼角处向内后方按压；③上颌窦：检查者双手置于患者两侧耳后，双手拇指分别于左右眼眶下缘向后按压。④蝶窦：因位置深，一般不做检查。

（4）口腔检查

用消毒压舌板观察口腔黏膜、牙齿、牙龈、扁桃体、咽后壁等；观察舌体、舌苔、伸舌运动、鼓腮、示齿动作。

3．颈部（甲状腺、气管、血管）检查

（1）甲状腺检查

1）视诊：观察甲状腺的大小和对称性。正常人甲状腺外观不突出，女性在青春发育期可略增大。检查时嘱被检查者做吞咽动作，可见甲状腺随吞咽动作而向上移动，如不易辨认时，再嘱被检查者两手放于枕后，头向后仰，再进行观察即较明显。

2）触诊：

甲状腺峡部触诊：被检查者坐位，医生站于受检查者前面，用拇指（或站于受检者后面用示指）从胸骨上切迹向上触摸，可触到气管前软组织，判断有无增厚，此时请受检者做吞咽动作，可感到此软组织在手指下滑动，判断有无增大和肿块。

甲状腺侧叶触诊：前面触诊：一手拇指施压于一侧甲状软骨，将气管推向对侧，另一手示、中指在对侧胸锁乳突肌后缘向前推挤甲状腺侧叶，拇指在胸锁乳突肌前缘触诊，受检者配合吞咽动作，重复检查，可触及被推挤的甲状腺。用同样方法检查另一叶甲状腺。后面触诊：被检者取坐位，医生站在被检查者后面，一手示、中指施压于一叶甲状软骨，将气管推向对侧，另一手拇指在对侧胸锁乳突肌后缘向前推挤甲状腺，示、中指在其前缘触诊甲状腺。再配合吞咽动作，重复检查。用同样方法检查另一侧甲状腺。

3）听诊：当触到甲状腺肿大时，用钟型听诊器直接放在肿大的甲状腺上，如听到低调的连续性杂音，对诊断甲状腺功能亢进症很有帮助。

甲状腺肿大可分三度：不能看出肿大但能触及者为Ⅰ度；能看到肿大又能触及，但在胸锁乳突肌以内者为Ⅱ度；超过胸锁乳突肌外缘者为Ⅲ度。

（2）气管检查：正常人的气管位于颈前正中部。检查时受检者取舒适坐位或仰卧位，使颈部处于自然正中位置，检查者将示指与环指分别置于两侧胸锁关节上，然后将中指置于气管之上，观察中指是否在示指与环指中间，或以中指置于气管与两侧胸锁乳突肌之间的间隙，据两侧间隙是否等宽来判断气管有无偏移。

（3）颈部血管检查

1）颈静脉怒张：正常人立位或坐位时，颈静脉常不显露，平卧时颈静脉充盈水平不超过锁骨上缘至下颌角之间的上 2/3，若 30°～45° 的半卧位时颈静脉充盈超过正常水平，或立位见颈静脉明显充盈，称颈静脉怒张，提示静脉压增高，常见于右心功能不全、心包积液、上腔静脉阻塞征等。

2）颈动脉检查：正常人在安静状态下不易看到颈动脉搏动，如在安静状态下搏动明显增强，常见于主动脉瓣关闭不全、甲状腺功能亢进及严重贫血等。

4．胸部检查

（1）胸部体表标志

骨骼标志（胸骨角、肩胛骨、第 7 颈椎棘突），自然陷窝（胸骨上窝、锁骨上窝、腋窝腹上角等），垂直线标志（前后正中线、锁骨中线、腋前、中、后线及肩胛下角线）。

（2）胸壁及胸廓检查

1）胸骨压痛及叩击痛多见于白血病。

2）常见异常胸廓：①扁平胸：胸廓呈扁平状，其前后径不及左右径的一半。常见于慢性消耗性疾病，如肺结核等。②桶状胸：胸廓前后径增加，与左右径几乎相等，呈圆桶状。肋间隙增宽、饱满。常见于严重肺气肿的患者。③佝偻病胸：为佝偻病所致的胸廓改变，多见于儿童。表现佝偻病串珠、肋膈沟、漏斗胸及鸡胸。

（3）肺和胸膜检查

1）视诊：观察呼吸运动、呼吸频率和节律等。

①正常呼吸频率 12～20 次/分，与脉搏之比为 1：4。

呼吸过快＞ 24 次 / 分，见于缺氧、代谢旺盛（如高热）；呼吸过缓＜ 12 次 / 分，见于呼吸中枢抑制及颅内压增高等。

②呼吸深度改变：深大呼吸称为库斯莫呼吸，见于代谢性酸中毒。

③呼吸节律异常：潮式呼吸：呼吸由浅慢逐渐变得深快，而后又变浅慢，暂停呼吸 5 ～ 30 秒，再重复上述过程的呼吸叫潮式呼吸，也称陈 - 施呼吸。见于药物所致呼吸抑制、充血性心力衰竭、大脑损害（脑皮质水平）；间停性呼吸：有规律性呼吸几次后，突然停止，间停几秒后又开始呼吸，如此周而复始，叫间停呼吸，也称为毕奥呼吸。这两种呼吸的出现都表示呼吸中枢兴奋性减低，常见于颅内高压、药物所致呼吸抑制、大脑损害（延髓水平）。叹息样呼吸见于焦虑症或抑郁症。

2）触诊：检查胸廓扩张度、语音震颤及胸膜摩擦感。

①胸部（廓）扩张度：医生将两手置于被检查者胸廓下面的前侧部，左右拇指分别沿两侧肋缘指向剑突，拇指尖在前正中线两侧对称部位，两手掌和伸展的手指置于前侧胸壁（后胸廓扩张度的测定，将两手平置于被检查者背部，约于第 10 肋骨水平，拇指与中线平行，并将两侧皮肤向中线轻推）。嘱被检查者做深呼吸，观察比较两手感触到胸廓的活动度情况。

②语音震颤：医生将左右手掌的尺侧缘轻放于被检查者两侧胸壁的对称部位，然后嘱被检查者用同等强度重复轻发"yi"长音。自上至下，从内到外比较两侧相应部位，两手感触到语音震颤的异同、增强或减弱。

③胸膜摩擦感：操作手法同胸廓触诊，部位常于胸廓的下前侧部，当被检查者吸气和呼气时均可触及。

3）叩诊：检查叩诊音、肺界是否正常。

①叩诊顺序：首先检查前胸，由锁骨上窝开始，自第一

肋间隙从上至下逐一肋间隙进行叩诊，其次检查侧胸壁，嘱被检查者举起上臂置于头部，自腋窝开始向下叩诊至肋缘。最后叩诊背部，嘱被检查者向前稍低头，双手交叉抱肘，自上至下进行叩诊，叩诊时应左右、上下、内外对比叩诊音的变化。

②叩诊音：肺部正常叩诊音及其变化的临床意义见表8-1。

③肺界叩诊：包括肺上界、肺下界及其移动度叩诊。

肺上界叩诊：检查者站在患者背后，自斜方肌前缘中点开始（此处为清音），逐渐向外，声音由清变浊处做一标记，再由清音区向内叩诊，至浊音处做另一标记，测量此两点间的距离（4～6cm）即为肺上界，也叫肺尖宽。

肺下界叩诊：右侧要求叩三条线，即锁骨中线、腋中线和肩胛下角线。左侧由于心浊音界的影响，可只叩腋中线和肩胛下角线。

肺下界（底）移动度的叩诊：先叩出平静呼吸状态时的肩胛下角线肺下界（由清音叩至出现浊音），板指不移动位置，在原位翻转使手指腹侧向外，用笔在该处做一标记，让患者深吸气，屏住呼吸片刻，迅速向下由清音区叩至浊音区，在此处做标记。再嘱患者做深呼气屏气，重新由上向下叩出已上升的肺下界，做标记。测量深吸气至深呼气两个标记距离，即为肺下界移动度（6～8cm）。

4）听诊：肺部听诊是肺部检查中最主要和最基本的方法。

①听诊方法、顺序正确：听诊的顺序一般由肺尖开始，自上而下分别检查前胸部、侧胸部和背部，而且要在上下、左右对称部位进行对比。

②听诊内容：包括正常呼吸音、异常呼吸音、啰音、胸膜摩擦音。

a. 正常呼吸音分布：支气管呼吸音在喉部、胸骨上窝、背部6、7颈椎及1、2胸椎两侧可听到。支气管肺泡呼吸音在胸骨角两侧、肺尖附近及肩胛间区 3、4 胸椎两侧听到；肺泡呼吸音在除上述分布区域的肺部听诊区均可听到。

b．异常呼吸音：肺泡呼吸音增强见于呼吸运动增强，如发热、代谢性酸中毒等；肺泡呼吸音减弱见于阻塞性肺气肿、胸膜炎、肺不张、大量胸腔积液等；异常支气管呼吸音或称管样呼吸音是指在正常肺泡呼吸音部位听到支气管呼吸音，则为异常的支气管呼吸音，常见于肺组织实变、肺内大空腔等；异常支气管肺泡呼吸音是指在正常肺泡呼吸音的区域内听到的支气管肺泡呼吸音，常见于支气管肺炎、肺结核、大叶性肺炎初期或在胸腔积液上方肺膨胀不全的区域。

c．啰音：啰音是呼吸音以外的附加音，按性质的不同可分为干啰音和湿啰音。

干啰音系气管、支气管或细支气管狭窄或部分阻塞，空气吸入或呼出时发生湍流所产生的声音。为一种持续时间较长带乐音性的呼吸附加音，音调较高，吸气及呼气时均可听及，但以呼气时为明显。发生于双侧肺部的干啰音，常见于支气管哮喘，慢性支气管炎和心源性哮喘等。局限性干啰音，是由于局部支气管狭窄所致，常见于支气管内膜结核或肿瘤等。

湿啰音又称水泡音，是由于呼吸时气体通过呼吸道内的稀薄分泌物如渗出液、痰液、血液、黏液和脓液等，形成的水泡破裂所产生的声音。断续而短暂，一次常连续多个出现，于吸气时或吸气终末较为明显，呼气早期也可听到，部位较恒定，性质不易变，中、小湿啰音可同时存在，咳嗽后可减轻或消失。肺部局限性湿啰音，提示该处局部病变，如肺炎、肺结核或支气管扩张等。两侧肺底湿啰音，多见于心力衰竭所致的肺淤血和支气管肺炎等。如两肺野满布湿啰音，则多见于急性肺水肿。

d．胸膜摩擦音：见于纤维素性胸膜炎肺梗死、胸膜肿瘤及尿毒症等患者。

（4）心脏检查：

1）视诊：患者仰卧位或坐位；必要时视线与胸廓同高。正常人心前区与右侧相应部位基本对称。心前区隆起常见于儿童时期患有心脏疾病（如先天性心脏病、风湿性心脏病等）合并心脏增大者。

心尖搏动：为心脏收缩时心尖撞击胸壁所产生。正常人位于左第5肋间锁中线内0.5～1.0cm，搏动范围2.0～2.5cm。

2）触诊：医生用手掌尺侧（小鱼际）或示指、中指指腹并拢，触诊心尖搏动、触震颤和心包摩擦感。

心尖搏动：同视诊所见，标志着心室收缩的开始。

震颤又叫猫喘，是器质性心脏血管病的特征性体征。

3）叩诊：一般使用间接叩诊法，力度适中，坐位时板指与心外缘平行，卧位时板指与肋间平行。先叩左界，后叩右界。左界叩诊自心尖搏动外2～3cm处开始，由外向内，由下而上，逐个肋间叩诊，直至第2肋间。右界叩诊先在右锁骨中线，叩出肝上界，在其上一肋间由外向内叩诊，然后逐一肋间向上叩诊，直至第2肋间。

4）听诊：心脏瓣膜听诊区：心脏各瓣膜开放与关闭时所产生的声音传导至体表最易听清的部位称心脏瓣膜听诊区，与其解剖部位不完全一致。5个瓣膜听诊区（图8-2）分别是：二尖瓣听诊区：位于心尖搏动最强点，又称心尖区；肺动脉瓣听诊区：胸骨左缘第2肋间；主动脉瓣听诊区：第一听诊区位于胸骨右缘第2肋间，第二听诊区位于胸骨左缘第3肋间；三尖瓣听诊区：即胸骨左缘第4、5肋间。

听诊顺序：主要按逆时针方向依次听诊（心尖区→肺动脉瓣区→主动脉瓣区→主动脉瓣第二听诊区→三尖瓣听诊区）。

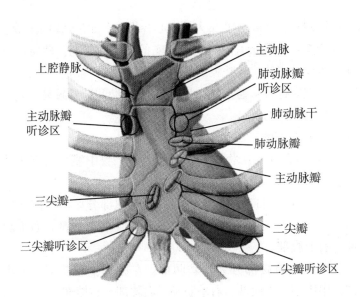

主动脉

肺动脉瓣
听诊区

肺动脉干

肺动脉瓣

主动脉瓣

二尖瓣

二尖瓣听诊区

上腔静脉

主动脉瓣
听诊区

三尖瓣

三尖瓣听诊区

图8-2 心脏听诊区域

听诊内容：

心率：指每分钟心搏次数，正常成人60～100次/分，>100次/分为窦性心动过速，<60次/分为窦性心动过缓。

心律：指心脏搏动的节律，正常人心律规整。

心音：

第一心音（S_1）：S_1的出现，标志着心室收缩期的开始。S_1是由于心室收缩开始时，二尖瓣和三尖瓣快速关闭引起振动所致，心尖部最响，它的音调（频率为55～58 Hz）较第二心音为低，持续时间（约0.1秒）较第二心音长。

第二心音（S_2）：S_2的出现，标志着心室舒张期的开始。音调较高，强度较弱，持续时间较短，在心前区均可听到，但心底部最清楚。

第三心音（S_3）：在部分正常儿童和青少年可听到第三心音，系心室舒张早期，血液快速充盈心室使心室壁振动所致。

第四心音（S$_4$）：正常人第四心音很弱，如听到均是异常。

杂音：听到杂音应辨别其最响的部位、时期、性质、强度、传导及与体位、呼吸运动的关系。

心包摩擦音：通常在胸骨左缘 3、4 肋间隙处较易听到。

5. 腹部检查

（1）腹部的体表标志及分区：

1）体表标志：肋弓下缘、腹上角、腹中线、腹直肌外缘、髂前上棘、腹股沟、脐。

2）分区：目前临床上常用的两种腹部分区法为四区法与九区法。四区法将腹部分为左上腹部、左下腹部、右下腹部、右上腹部。

九区法将腹部分为左季肋部、左腰部、左髂部、上腹部、中腹部、下腹部、右季肋部、右腰部、右髂部。

（2）视诊

1）腹部外形：正常成人腹部两侧对称，腹部平坦。腹部饱满多见于肥胖者及婴幼儿；腹部低平通常见于消瘦者及老年人。

全腹膨隆见于①腹水：肝硬化门静脉高压症等所致大量腹水，平卧位时液体下沉于腹腔两侧，致侧腹部宽扁，呈蛙状腹；②胃肠积气：肠梗阻或肠麻痹时，胃肠道内大量积气使腹部呈球形，改变体位其形状不变；③气腹：即腹腔内积气，多见于胃肠穿孔或治疗性人工气腹；④腹腔内巨大肿块：巨大卵巢囊肿、畸胎瘤等。对全腹膨隆者应测定腹围。

2）呼吸运动、胃肠型和蠕动波：①呼吸运动：男性和小儿以腹式呼吸为主，正常人腹式呼吸运动自如。腹式呼吸运动减弱见于腹膜炎症、腹水、急性腹痛、腹腔内巨大肿物或妊娠，消失见于急性腹膜炎或膈麻痹。②胃肠型和蠕动波：正常人一般看不到胃肠蠕动波；幽门梗阻者上腹部可见胃型或胃蠕动波；肠梗阻可见肠型或肠蠕动波。

3）腹壁静脉：正常人腹壁静脉一般不显露，静脉回流受阻时可见腹壁静脉曲张。①门静脉高压引起的腹壁静脉曲张以脐为中心向四周伸展，成水母头状，血流方向与正常相同。②上腔静脉阻塞时，脐上、下血流方向均向下。③下腔静脉阻塞时，脐上、下血流方向均向上。

（3）触诊：是腹部检查最重要的方法。触诊腹部，应嘱被检者排尿后低枕平卧，双腿微屈，稍稍分开，放松腹肌，张口做缓慢腹式呼吸。检查者立于被检者右侧，前臂与被检者腹部表面处于同一平面。一般从左下腹开始，沿逆时针方向触诊一周，至右下腹，再至脐部。如腹部有病变，应先触诊健康部位，再逐渐移向病区，以免患者紧张而感知错误。

1）腹壁紧张度、压痛及反跳痛：正常人腹部柔软。

①腹壁紧张度增加：急性弥漫性腹膜炎，全腹壁明显紧张，可为板状腹；结核性或癌性腹膜炎，腹壁柔韧，张力增大，不易压陷，称揉面感。局部腹膜炎症时局部腹壁紧张度增加。

②压痛及反跳痛：正常腹部触诊一般不引起疼痛。压痛，多由腹壁或腹腔内的病变引起。McBurney 点（麦氏点）压痛标志阑尾的病变；Murphy（莫菲）压痛标志胆囊的病变。

2）肝触诊：正常成人的肝，肋下一般无法触及，在深吸气末可能触及，但不超过肋下 1cm，剑突下 3cm，体型瘦长者除外。触及肝时应注意肝下缘的位置和质地、表面、边缘及有无搏动等。

①单手触诊：检查者将右手四指并拢，掌指关节伸直，与肋缘大致平行地放在被检查者右上腹部或脐右侧，估计肝下缘的下方。随其呼气，手指压向腹深部，吸气时，手指向前上迎触下移的肝缘。如此反复进行中手指不能离开腹壁并逐渐向肝缘滑动，直到触及肝缘或肋缘为止。

②双手触诊：检查者右手位置同单手触诊法，而左手托住被检查者右腰部，拇指张开置于肋部，触诊时左手向上

托推。

3）脾触诊：正常脾一般无法触及。如脾下移或脾大时方可触及。触诊时，应重点关注其大小、质地等一般状况。

①触诊方法：常用双手触诊法。检查者左手绕过患者腹壁，手掌置于左胸下部第9～11肋处，向上托起脾；右手掌平放于脐部，大致垂直于左肋弓，配合患者呼吸，如同触诊肝一样，迎触脾，直至触及脾缘或左肋缘为止。

②脾大的测量方法：常用三线测量法。第Ⅰ线为左锁骨中线与左肋缘交点至脾下缘的距离，单位厘米（下同）。第Ⅱ线为左锁骨中线与左肋缘交点至脾最远点（脾尖）的距离。第Ⅲ线为脾右缘至前正中线的距离，如脾大越过前正中线，以"＋"表示，如脾大未超过前正中线，以"－"表示。轻度脾大，只作第Ⅰ线测量；高度脾大，三条线都应测量，并做示意图。

4）其他：腹部肿块、液波震颤等。

（4）叩诊

1）肝浊音界叩诊：首先沿右锁骨中线，从第二肋间隙开始向下叩诊，叩诊音由清音转为浊音处，即为肝上界。接着由腹部鼓音区沿右锁骨中线或前正中线向上叩诊，叩诊音转为浊音处即是肝下界。肝浊音界扩大常见于肝癌、肝脓肿、肝炎等；肝浊音界消失代之以鼓音者，常见于急性胃肠穿孔。

肝区叩击痛：左手平放于被检者肝体表位置，右手握拳，以轻至中等力度叩击左手背。正常肝区无叩痛。肝炎、肝脓肿或肝癌等可引起肝区叩痛。

2）移动性浊音叩诊：被检查者仰卧，自腹中部开始，向两侧腹部叩诊，出现浊音时，板指手不离开腹壁，令被检查者右侧卧，使板指在腹的最高点，再叩诊，呈鼓音，当叩诊向腹下侧时，叩诊音又为浊音，再令被检查者左侧卧，同样方法叩击，这种因体位不同而出现的浊音区变动现象称移动性浊音。提示腹水 1000ml 以上。

3）肾区叩击痛：被检查者采取坐位或侧卧位，检查者用左手掌平放在患者脊肋角处，右手握拳用轻到中等的力量叩击左手背。正常肋脊角无叩击痛。肾炎、肾盂肾炎及肾结核等可以有不同程度的叩击痛。

4）膀胱叩诊：在耻骨联合上方进行叩诊，当膀胱充盈时，自脐向下叩，当鼓音变为浊音时即为膀胱浊音界，排尿后可转为鼓音。

（5）听诊：

1）将听诊器胸件置于腹壁上，全面听诊各区。从左至右，从下至上。

2）肠鸣音：正常肠鸣音每分钟 4～5 次。每分钟 10 次以上为肠鸣音活跃；若肠鸣音响亮、高亢甚至呈金属音，称为肠鸣音亢进；数分钟才听到一次或听不到，称为肠鸣音减弱或消失。

3）振水音：正常人餐后或大量饮水时可出现。若清晨空腹或餐后 6～8h 以上仍有此音，则提示幽门梗阻或胃扩张。

6．神经系统检查

（1）病理反射：① Babinski 征：用竹签沿患者足底外侧缘，由后向前至小趾根部并转向内侧，阳性反应为踇趾背伸，余趾呈扇形展开。② Oppenheim 征：检查者用拇指及示指沿被检者胫骨前缘用力由上向下滑压，阳性表现同 Babinski 征。③ Gordon 征：检查时用手以一定力量捏压被检者腓肠肌中部，阳性表现同 Babinski 征。④ Chaddock 征：用锐器竹签在被检查者外踝下方足背外缘，由后向前划至趾跖关节处，阳性表现同 Babinski 征。

病理反射阳性（1 岁以下的婴儿除外）见于锥体束受损，故称锥体束征。

（2）脑膜刺激征：①颈项强直：被检查者仰卧，颈部放松，检查者左手托被检查者枕部，右手置于前胸上部，以左手力量托起枕部做屈颈动作检查。② Kernig 征：被检查者仰卧，检查者抬起被检查者一侧下肢，使髋关节屈成直角后，当膝关节也在近乎直角状态时，检查者左手按住其膝关节，右手将被检查者小腿抬高至伸膝，正常人膝关节可伸达 135°以上，若伸膝受阻，屈肌痉挛或疼痛为阳性。③ Brudzinski 征：被检查者仰卧，双下肢伸直，检查者在右侧，右手按于被检查者胸前，左手托起其枕部，做头部前屈动作时，观察双膝关节是否会有屈曲状。

脑膜刺激征是脑膜受激惹的病理表现，阳性见于脑膜炎、蛛网膜下腔出血和颅内压增高等。

问诊考核评分参考标准见表 8-2。全身体格检查考核评分参考标准见表 8-3。

（王　刚　辜晓惠）

表8-2　问诊考核评分参考标准

学员姓名：　　　　　　　　　　　　考核时间：

考核项目	评分标准	满分	扣分	得分
问诊前准备	一、问诊前准备	6		
	1．操作者准备：着装整齐（着装符合要求），发不过肩，语言清晰流畅，态度认真，表情严肃	2		
	2．环境准备：应注意环境安静，注意患者的隐私保护	2		
	3．开始先自我介绍，讲明自己问诊的作用，能系统地询问一系列问诊内容	2		
问诊内容	二、问诊一般项目			
	包括患者姓名、年龄、籍贯、民族、职业等（有漏项者酌情扣分）	4		

续表

考核项目	评分标准	满分	扣分	得分
	三、问诊现病史	36		
	1．起病情况：发病时间（年、月、日、时）及可能的发病诱因	6		
	2．主要症状特点	14		
	3．病情的发展与演变	4		
	4．伴随症状	4		
	5．诊疗经过：是否到医院就诊，做过哪些检查以及治疗用药情况，病情缓解程度等	4		
	6．睡眠、体重变化及大小便、饮食	4		
	四、询问既往史			
	是否有外伤手术史、输血史及药物过敏史以及与该病有关的相关其他病史等	4		
	五、问诊个人史			
	个人成长史，吸烟饮酒史；女性应有月经史、婚姻及生育史	4		
	六、问诊家族史			
	家族遗传性疾病、传染病	4		
	七、告知问诊结束，介绍后续工作	2		
问诊技巧	思路清晰、全面细致、重点突出	4		
	能抓住病情主要特点并有相关鉴别	4		
	避免套问、诱问	4		
	问诊中能主导患者回答与疾病相关问题	4		
	爱患观念强，体现人文关怀	4		

续表

考核项目	评分标准	满分	扣分	得分
病历书写	主诉与现病史相符	4		
	病史与诊断相符	4		
	客观、真实、准确、无漏项	4		
	重点突出、层次分明、医学用语准确、语句简练	4		
	书写工整、清楚、标点符号正确、无错别字	4		
得分合计				

技能考核老师签名：

表8-3 全身体格检查考核评分参考标准

学员姓名： 考核时间：

考核项目	评分标准	满分	扣分	得分
	一、操作前准备	5		
操作前	1．操作者准备：着装整齐（着装符合要求），发不过肩，动作敏捷，语言清晰流畅，态度认真，表情严肃	2		
	2．物品准备：听诊器、压舌板、棉签、血压计、叩诊锤、手电筒。站在患者右侧	2		
	3．环境准备：环境安静安全、空间私密、注意保护患者隐私，光线充足，向患者问侯，做自我介绍，告之查体注意事项	1		
操作内容	二、一般检查	6		
	1．把体温表放在腋窝深处紧贴皮肤，5分钟后取出体温表，观察刻度后甩下水银	1		
	2．检查脉搏，至少计数30秒	1		

考核项目	评分标准	满分	扣分	得分
	3. 观察患者呼吸频率，计数30秒	1.5		
	4. 测量右上臂血压。观察水银柱液面，袖带下缘距肘弯横纹上2～3cm；听诊器胸件与腋中线同一水平；两眼平视水银柱平面。同样的方法测定两次，间歇1分钟左右。测量完后倾斜血压计，关闭开关	2		
	5. 观察被检者发育、营养、体型、面容表情和体位	1		
	三、头部	12		
	1. 观察头发、头颅外形	1		
	2. 触诊头颅	1		
	3. 观察眼睑，翻转上眼睑，观察上下睑结膜、穹隆结膜、球结膜及巩膜，先左后右	1		
	4. 观察眼球的外形、双侧瞳孔	1		
	5. 取手电筒，检查左右瞳孔的直接和间接对光反射	1		
	6. 检查左右眼球运动。示指按水平向外→外上→外下→水平向内→内上→内下，共6个方向进行，检查每个方向时均从中位开始	1		
	7. 检查调节反射	1		
	8. 检查辐辏反射	1		
	9. 检查耳廓，观察外耳道，检查乳突，先左后右	1		
	10. 观察鼻外形、鼻前庭和鼻腔，检查两侧鼻通气	1		
	11. 触压双侧额窦、筛窦和上颌窦	1		

考核项目	评分标准	满分	扣分	得分
	12．观察口唇；用消毒压舌板观察口腔黏膜、牙齿、牙龈、扁桃体、咽后壁等；观察舌体、舌苔、伸舌运动、鼓腮、示齿动作	1		
	四、颈部	5		
	1．观察颈部皮肤、血管，先左后右，观察甲状腺	1		
	2．按顺序触诊颈部淋巴结：耳前、耳后、乳突区、枕后、颈后三角、颈前三角、锁骨上淋巴结。颈后三角：双手指尖沿斜方肌前缘和胸锁乳突肌后缘触诊颈前三角；翻掌，双手指沿胸锁乳突肌前缘触诊，被检者头稍低向左侧，检查者右手指尖分别触摸颌下和颏下淋巴结，同法触摸右侧颌下淋巴结锁骨上淋巴结：被检者头部稍前屈，用双手指尖在锁骨上窝内由浅部逐渐触摸至锁骨后深部	1		
	3．触诊甲状腺峡部和左右叶。右手拇指在胸骨上切迹向上触摸，请受检者做吞咽动作；用左手拇指在甲状软骨下气管右侧向对侧轻推，右手示指、中指和环指在左胸锁乳突肌后缘，右手拇指在气管旁滑动触摸，请被检者吞咽，同法检查甲状腺右叶	1		
	4．触诊气管位置	1		
	5．听诊颈部血管性杂音，先左后右。甲状腺无肿大则无须听诊	1		
操作内容	五、胸部及肺部	20		

续表

考核项目	评分标准	满分	扣分	得分
	1．视诊前胸部皮肤、呼吸运动、肋间隙、胸壁静脉；蹲下观察胸廓外形；视诊两侧乳房、乳头的位置	2		
	2．触诊腋窝淋巴结。左手扶着被检者左前臂，右手指并拢，掌面贴近胸壁向上直达腋窝顶部滑动触诊。然后依次触诊腋窝后壁、内侧壁、前壁。触诊腋窝前壁时，注意拇指和四指的配合。再翻掌向外，触诊腋窝外侧壁。左手检查右腋窝淋巴结，方法同前	2		
	3．触压胸廓，了解胸廓的弹性，检查皮下气肿、胸壁压痛、胸骨压痛。女性则常规触诊乳房，先查健侧，后查患侧。按内上、外上、尾部、内下、外下顺序由浅入深触诊，最后触诊乳头	1		
	4．检查胸廓扩张度。两手掌及伸展的手指置于胸廓前下部的对称位置，左右拇指分别沿两侧肋缘指向剑突，两拇指间距约 2cm，然后嘱被检者做深呼吸动作	1		
	5．触诊语音震颤。将双手掌置于被检者胸部上、中、下三部位的对称位置，嘱其以同等强度发"yi"长音，并双手做一次交换	2		
	6．触诊胸膜摩擦感。双手掌置于被检者胸廓下侧部，嘱其深吸气	1		
	7．检查胸部叩诊音分布。由第1肋间至第4肋间，按由外向内、自上而下、两侧对照的原则叩诊	2		

考核项目	评分标准	满分	扣分	得分
	8．肺下界叩诊。按右锁骨中线、左腋中线、右腋中线顺序叩三条线。被检者平静呼吸，自上而下，由清音叩到实音时翻转板指，取板指中部用标记笔做标记	3		
	9．肺部听诊。按锁骨中线、腋前线和腋中线三条线，上、中、下部左右对称部位听诊。必要时嘱被检者做深吸气动作	4		
	10．听诊胸膜摩擦音。嘱被检者深吸气，在前下侧胸壁听诊	2		
	六、心脏	20		
	1．观察心前区是否隆起（视）、心尖搏动。检查者下蹲，以切线方向进行观察；视诊心前区异常搏动	2		
	2．触诊心尖搏动、心前区异常搏动（包括剑突下搏动）和震颤。用手掌在心前区和心底部触诊，必要时用手掌尺侧（小鱼际）确定具体位置和时期	4		
	3．触诊心包摩擦感。在胸骨左缘第3、4肋间用手掌触诊	2		
	4．叩诊心浊音界。先叩左界，从心尖搏动最强点外2～3cm处开始，由外向内，由清变浊，做标记；如此自下而上叩至第2肋间。叩右界则沿右锁骨中线，自上而下，叩至浊音，于其上一肋间由外向内叩出浊音界，自下而上叩至第2肋间；然后用直尺测量左右心浊音界各标记点距前正中线的垂直距离和左锁骨中线与前正中线间的距离	5		

178

考核项目	评分标准	满分	扣分	得分
	5. 心脏听诊。先将听诊器体件置心尖搏动最强的部位。听诊心率（1分钟）、心律、心音（强度改变、心音分裂、额外心音）、杂音。然后依次在肺动脉瓣区、主动脉瓣区、主动脉瓣第二听诊区、三尖瓣区听诊	5		
	6. 听诊心包摩擦音。在胸骨左缘3、4肋间听诊	2		
	七、腹部	20		
	1. 视诊腹部外形（蹲下平视）、腹部皮肤、呼吸运动、腹壁静脉曲张、胃肠型或蠕动波	1		
	2. 腹部浅触诊。一般自左下腹开始滑行触诊，沿逆时针方向移动；检查McBurney点反跳痛	1		
	3. 腹部深触诊。左手与右手重叠，以并拢的手指末端逐渐加压触摸深部脏器，一般自左下腹开始，按逆时针方向进行	1		
	4. 肝触诊。用左手拇指置于季肋部，其余四指置于背部，右手自右髂窝沿右锁骨中线，与呼吸配合，向肋缘滑行移动，直至触及肝缘或肋缘。如果肋下触及肝，必要时宜在右锁骨中线叩出肝上界并测量肝的上下径。肝大者做肝颈静脉回流征检查	3		
	5. 在前正中线触诊肝。一般从脐部开始，自下向上滑行移动，与呼吸运动配合，测量肝缘与剑突根部间的距离	2		

考核项目	评分标准	满分	扣分	得分
	6. 脾触诊。左手掌置于被检者左腰部第 7～10 肋处，右手掌自脐部开始，两手配合，随呼吸运动深部滑行向肋弓方向触诊脾，直至触及脾缘或左肋缘。触诊不满意时，可嘱被检者右侧卧位，右下肢伸直，左下肢屈曲再做触诊。如脾大，则测量甲乙线、甲丙线和丁戊线	3		
	7. Murphy 征检查。以左拇指勾压腹直肌外缘与肋弓交界处，其余四指与肋骨交叉，嘱做深吸气，同时注意被检者的面部表情，询问有无疼痛	1		
	8. 双手拇指依次深压季肋点、上输尿管点和中输尿管点	1		
	9. 检查肝区叩击痛	1		
	10. 检查液波震颤。左手掌轻贴被检者右侧腹壁，右手指指腹部叩击左侧腹壁，必要时请被检者或助手用右手掌尺侧缘压在脐部腹正中线上，再叩击对侧腹壁	1		
	11. 检查振水音。左耳凑近被检者上腹部，冲击触诊上腹部	1		
	12. 检查腹部叩诊音分布。从左下腹开始，以逆时针方向叩诊。呈左侧卧位，停留片刻后再次叩诊	1		
	13. 叩诊移动性浊音。从脐部开始，沿脐水平向左侧方向移动，叩及浊音时，板指位置固定，嘱被检者右侧卧位，稍停片刻，重新叩诊该处；然后向右侧移动叩诊，直达浊音区，叩诊板指固定位置；嘱被检者向左侧翻身 180°	1		

续表

考核项目	评分标准	满分	扣分	得分
	14．右下腹听诊肠鸣音	1		
	15．听诊有无血管杂音。可根据专科情况，腹部检查按视、听、触、叩的顺序进行	1		
操作内容	八、四肢及部分神经反射	7		
	1．视诊上肢皮肤、关节、手指及指甲	1		
	2．检查上臂内侧肘上 3～4cm 处皮肤弹性	1		
	3．检查左右上下肢运动功能和肌力	1		
	4．角膜反射（清醒者可不查）、腹壁反射、跖反射	1		
	5．肱二头肌反射、肱三头肌反射、桡骨膜反射及 Hoffmann 征检查，先左后右。视诊双下肢皮肤、下肢静脉、关节、踝部及趾甲	1		
	6．左右膝反射、跟腱反射、Babinski 征、Copperhead 征、Gordon 征、Kernig 征检查	1		
	7．检查脑膜刺激征：颈项强直、克氏征、布氏征	1		
操作后	盖好被子，收拾完毕后，感谢被检者的配合，并道别。	1		
评价	九、综合评价	4		
	1．技能质量：符合体检程序，操作规范，动作熟练	2		
	2．人文关怀：操作中动作不粗暴，保护患者隐私，关怀体贴患者	2		
得分合计				

技能考核老师签名：

第二节　生命体征监测

生命体征是用于判断患者病情轻重和危急程度的指征。生命体征测量包括体温、脉搏、呼吸、血压的测量。通过对生命体征的测量，可以及时、准确地掌握患者的客观资料，发现病情变化，为患者的诊断、治疗提供依据，同时有效地为患者提供医疗服务。

一、生命体征监测内容

（一）体温
（二）脉搏
（三）呼吸
（四）血压

二、生命体征监测操作规范

（一）操作前准备

1．评估患者

（1）评估患者的病情、意识及合作程度。

（2）评估患者生命体征测量的适宜方法。

（3）评估体温测量部位和皮肤状况。

（4）了解患者用药情况。

（5）评估患者基础血压。

（6）评估血压、脉搏测量部位的动脉搏动情况。

2．用物准备　治疗盘、听诊器、血压计、体温计、生命体征检测本、笔、有秒针的表、生活废物桶及医用废物桶、手消液、纸抽或纱布1块，必要时备棉签少许。

（二）具体操作规范

1．器具齐备，站在患者右侧，向患者问候，告之查体注意事项。

2．测量体温　擦干腋窝，把体温表放左腋窝深处紧贴皮肤5分钟，取出体温表，观察刻度后甩下水银。正常值36～37℃，低热37.3～38℃，中度热38.1～39℃，高热39.1～41℃。

3．检查脉搏至少计数30秒。

4．观察呼吸频率计数30秒。

5．测量血压　右上臂检测法。

（1）检查血压计：先检查水银柱是否处于"0"点。

（2）肘部置位正确：肘部置于与心脏同一水平。

（3）血压计气袖绑扎正确：气袖均匀紧贴皮肤缠于上臂，其下缘在肘窝以上约2～3cm，松紧度适宜。

（4）听诊器胸件放置部位正确：胸件置于肱动脉搏动处（不能塞在气袖下）。

（5）测量过程流畅，读数正确：向气袖内充气，边充气边听诊，肱动脉搏动声消失，水银柱再升高20～30mmHg后，缓慢放气，双眼观察汞柱，根据听诊和汞柱位置读出血压值。正常值：90～139/60～89 mmHg；高血压：收缩压≥140 mmHg和（或）舒张压≥90mmHg；脉压增大：＞40 mmHg，见于主动脉瓣关闭不全、动脉导管未闭、动静脉瘘、甲状腺功能亢进、严重贫血和老年动脉粥样硬化；脉压减小：＜30mmHg，见于休克、主动脉瓣狭窄、心力衰竭、心包积液、缩窄性心包炎等。

（三）注意事项

1．体温

（1）婴幼儿、意识不清或不合作患者测体温时，医务人员不宜离开。

（2）婴幼儿、精神异常、昏迷、口鼻手术或呼吸困难患者、不合作者，禁忌测量口温。

（3）进食冷、热食物、面颊部做冷、热敷而需测量口腔温度的患者，应推迟 30 分钟后测量。

（4）腋下有创伤、手术、炎症、极度消瘦的患者，不宜测腋温；腋下出汗较多的患者需擦干后再进行测量；沐浴后需待 20 分钟后再测腋下温度。

（5）腹泻、直肠或肛门手术，心肌梗死患者不宜用直肠测量方法。

（6）体温和病情不相符合时应重新测量，必要时可同时采取两种不同的测量方式作为对照。

2．脉搏、呼吸

（1）当脉搏细弱难以触诊时，可用听诊器听诊心率 1 分钟代替。

（2）偏瘫患者选择健侧肢体测量脉搏。

（3）除桡动脉外，可测颞动脉、肱动脉、颈动脉、股动脉、腘动脉、足背动脉等。

（4）不可用拇指诊脉。

（5）测量呼吸时宜取仰卧位。

3．血压

（1）血压监测应在患者平静时进行，遵循四定原则：定时间、定体位、定部位、定血压计。

（2）测量肢体的肱动脉与心脏处于同一水平位置，卧位时平腋中线，坐位时平第四肋。

（3）偏瘫患者选择健侧上臂测量。

（4）定期检测、校对血压计使之处于备用状态，测量前检查血压计。

（5）如发现血压听不清或异常时，应重测；先驱尽袖带内空气，使汞柱降至"0"，稍休息片刻再行测量，必要时做对照复查。

血压测量考核评分参考标准见表 8-4。

表8-4　血压测量考核评分参考标准

学员姓名：　　　　　　　　　　　　　考核时间：

考核项目	评分标准	满分	扣分	得分
操作前准备（10）	1．衣帽整齐、规范洗手、戴口罩	3		
	2．用物准备：血压计、听诊器、记录本、笔	3		
	3．检查血压计：检查玻璃管有无裂损、水银有无漏出、加压气球、橡胶管有无老化、漏气、听诊器是否完好等	4		
核对与患者准备（10）	1．携用物至患者床旁，核对床号、姓名，向患者说明目的、方法、注意事项，评估患者情绪及病情，嘱其安静	6		
	2．患者取坐位或仰卧位，协助患者脱去测量侧衣袖，或将衣袖卷至肩部，露出臂部，手掌向上，肘部伸直	4		
血压计准备（20）	1．打开血压计，保持血压计"零"点，患者手臂位置（肱动脉）与心脏在同一水平（坐位时平第四肋，卧位时平腋中线）	5		
	2．放平血压计，打开汞槽开关，驱尽袖带内空气；嘱患者手臂放平，平整地将袖带缠于患者上臂；使袖带下缘距肘窝上 2～3cm（松紧以能放入一到两指为宜）	10		
	3．将听诊器胸件置于肘窝肱动脉搏动最明显处	5		
血压测量（20）	1．用一手固定，另一手握加压气球，关闭气门，快速平稳充气至肱动脉搏动消失，压力再升高 20～30mmHg	10		
	2．以恒定速率缓慢放气至听到肱动脉搏动的第一音时，汞柱所指刻度即为收缩压；当搏动音消失或变弱时，汞柱所指刻度即为舒张压	10		

续表

考核项目	评分标准	满分	扣分	得分
测量后整理与记录（20）	1．测毕取下袖带，排尽袖带内余气，关闭气门；	5		
	2．整理后卷好放入盒内，血压计盒盖右倾45°使水银全部流入槽内，关闭汞槽开关及血压计盒，平稳放置	5		
	3．整理床单位及用物，协助患者取舒适卧位，必要时协助穿衣	5		
	4．规范洗手，记录（如测下肢血压要注明）	5		
操作质量评价（20）	1．操作熟练、方法正确，关心患者	4		
	2．袖带宽度、绑缚位置正确，松紧适宜	4		
	3．测量时充、放气速度均匀	4		
	4．患者体位正确，心脏与肱动脉在同一水平	4		
	5．测量结果准确	4		
得分合计				

技能考核老师签名：

第三节　心肺复苏技术

心搏骤停一旦发生，如得不到即刻及时地抢救复苏，4～6min后会造成患者脑和其他人体重要器官组织的不可逆的损害，因此心搏骤停后的心肺复苏（cardiopulmonary resuscitation，CPR）必须在现场立即进行。在我们的日常生活中，总有可能会遇到身边有人出现心跳骤停的紧急情况，学习掌握心肺复苏术，可以在等待救护车来的这段时间内很好地开展急救行动，争分夺秒挽救生命。

一、概念

心搏骤停：是指各种原因引起的、在未能预计的情况和时间内心脏突然停止搏动，从而导致有效心泵功能和有效循环突然中止，引起全身组织细胞严重缺血、缺氧和代谢障碍，如不及时抢救即可立刻失去生命。

心肺复苏：心肺复苏（CPR）是指对心跳、呼吸骤停的患者采取紧急抢救措施（胸外按压、开放气道、人工呼吸等），使其循环、呼吸和大脑功能得以控制或部分恢复的急救技术，适用于几乎所有原因造成的心脏骤停。

二、心肺复苏技术操作规范

（一）操作前准备

1．操作者准备　着装整洁，态度严肃，反应敏捷。

2．物品准备　开口器、舌钳、口咽通气管、纱布、弯盘、电筒等。

3．环境准备　脱离危险环境或隔帘。

（二）步骤

步骤一：判断、呼救、体位

1．拍肩大声呼唤患者，判断有无意识。

2．高声呼救，通知相关人员。

3．患者去枕平卧解开衣领，暴露胸部。

步骤二：胸外心脏按压

1．检查脉搏摸颈动脉搏动：气管侧 2 ~ 3cm，胸锁乳突肌前缘凹陷处，检查时间 5 ~ 10s。

2．按压部位两乳头连线与胸骨交叉处（或胸骨中下段 1/3 交界处）。

3．按压手法—手手掌放于胸骨按压部位，另一手掌根部放在此手背上，双手掌根重叠，手指不接触胸壁，手臂与胸骨垂直（图 8-3）。

4．按压深度利用上身重量垂直下压，使胸骨下陷 4 ～ 5cm。

5．按压速率：按压频率 100 次 / 分，按压与放松时间比为 1 ：1。

6．按压：呼吸 = 30 ：2，5 个循环后检查有无脉搏。

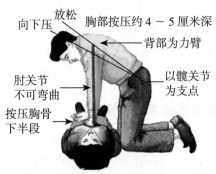

向下压 放松 胸部按压约 4 ～ 5 厘米深
背部为力臂
肘关节不可弯曲
以髋关节为支点
按压胸骨下半段

图8-3　胸外心脏按压

步骤三：开放气道

1．清理呼吸道　头偏一侧，取下单颗或活动假牙。

2．仰头举颏法　站于患者右侧，左手置于患者前额，用力后压，右手示指和中指放在患者下颌骨下缘，将颏部向上向前抬。

3．托颌法　双手将下颌角托起使患者头后仰，下颌骨前移使气道打开（用于颈椎损伤或疑有颈椎损伤者）。

步骤四：人工呼吸

1．检查呼吸　倾听有无呼吸音，感觉有无呼气，查看胸部是否有起伏（5 ～ 10s）。

2．首次吹气　吹气 2 次，每次持续 1s。

3．再次吹气　每次吹气量 500 ～ 600ml；10 ～ 12 次 / 分（每次约 5 ～ 6s）。

4．吹气方法（口对口）　一手捏住患者鼻孔，口唇紧紧包绕患者口唇，用力吹气两次，同时视查患者胸部是否起伏，吹气毕放开鼻孔，让气体自然由口鼻逸出（图8-4）。

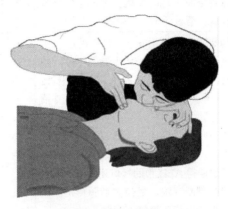

图8-4　人工呼吸

步骤五：判断心肺复苏是否有效

1．观察呼吸、颈动脉搏动、四肢循环及瞳孔情况，如心肺复苏有效，口述"患者心肺复苏成功，进一步生命支持"，患者取舒适卧位，整理患者衣物。

2．整理用物，洗手、记录。

（辜晓惠）

CPR技能考核评分参考标准见表8-5。

表8-5　CPR技能考核评分参考标准

学员姓名：　　　　　　　　　　　　　　　考核时间：

考核项目	评分标准	满分	扣分	得分
操作前准备（6分）	着装整齐（着装符合要求），动作敏捷，语言流畅清晰，声音宏亮、态度认真，表情严肃	2		
	硬板床或硬板（复苏垫）、纱布、心肺复苏模拟人	2		

续表

考核项目	评分标准	满分	扣分	得分
	患者已脱离危险环境，考试用物准备齐备，请求开始考核操作（口述）	2		
了解病情 （8分）	判断环境："环境安全。"（口述）	1		
	判断意识（此步骤开始计时）：拍打、轻摇患者肩部并大声呼唤患者："××，你怎么了？能听见我说话吗？"（口述）	1		
	紧急呼救：确认患者意识丧失，立即呼救，请求旁人帮助，报告抢救时间，尽快取得AED帮助（口述）	2		
	同时判断呼吸，触摸大动脉搏动（以示指和中指触摸气管旁侧2～3cm除的颈动脉，观察有无大动脉搏动），报告患者无自主呼吸，无大动脉搏动（口述）5～10秒钟内完成	2 2		
操作步骤 （78分）	使患者仰卧位，置于硬板床或硬地板（口述）	2		
	去枕，头、颈、躯干在同一轴线上（口述）	2		
	双手放于两侧，身体无扭曲（口述）	2		
	抢救者站在或跪在患者右侧肩、腰部	2		
	解开衣领、腰带，暴露患者胸腹部	2		
	按压部位：胸骨中下1/3交界处或男性两乳头连线中间的胸骨处	6		
	按压方法：两手掌根部重叠，手指翘起不接触胸壁，上半身前倾，双肩位于双手的正上方，两臂伸直（肘关节伸直），垂直向下用力，借助自身上半身的体重和肩臂部肌肉的力量进行操作	8 6 8		
	按压幅度：胸骨下陷至少5～6cm，用力要均匀			

考核项目	评分标准	满分	扣分	得分
	按压频率：>100 次 / 分（但＜ 120 次 / 分），且每次按压后必须完全接触压力，胸部回到正常位置，保证每次按压后胸部回弹，手掌不离开胸部，连续按压 30 次（15 ～ 18 秒完成）			
	检查口腔，清除口、鼻腔异物（口述）	2		
	取出活动义齿（口述）	2		
	判断颈部有无损伤（颈部无外伤者采用仰头举颏法（使下颌角、耳垂连线与地面垂直），颈部有外伤者采用双手托下颌法）（口述）	6		
	保持患者口部张开状态	2		
	左手拇指和示指捏住患者鼻孔	3		
	正常吸气，缓慢吹气，连续吹气 2 次，每次不少于 1 秒，直至患者胸廓抬起，吹起毕，立即与患者的口部脱离，同时松开捏鼻的手指，观察胸廓情况（两次人工呼吸的时间控制在 10 秒）	7		
		2		
	按压与人工呼吸之比：30 ：2，连续 3 个循环	4		
	操作 5 个轮次后判断患者复苏效果（口述）	1		
		1		
	颈动脉恢复搏动	1		
	自主呼吸恢复	1		
	瞳孔缩小，有对光反射			
	面色、口唇、甲床和皮肤色泽转红	3		
	判断意识："可见眼球活动，睫毛反射与对光反射出现，手脚抽动，肌张力增加。"			
	报告患者复苏成功，报告抢救时间，给予患者进一步生命支持			

续表

考核项目	评分标准	满分	扣分	得分
	整理用物，为患者穿上衣服，给予患者关怀	2		
	六步洗手	1		
	记录抢救时间（开始和结束时间）	1		
	报告操作结束（此步骤计时结束）	1		
综合评价（8分）	符合抢救程序，操作敏捷，动作熟练	4		
	操作中动作不粗暴，抢救中患者无损伤，关怀体贴患者	4		
	得分合计			

技能考核老师签名：

注：此考核要求在 3 分钟之内完成操作，操作者在考核过程中出现按压和吹气无效达 1 个循环以上者，可视为患者复苏不成功，该操作者成绩可记为不合格。

第四节　止血、包扎、固定与转运技术

止血、包扎、固定与转运是外伤救护的四项基本技术。

一、创伤急救的原则

1．先复苏后固定　心跳、呼吸骤停又有骨折时。

2．先止血后包扎　大出血又有创口时。

3．先重伤后轻伤　既有垂危者又有较轻的伤员时。

4．先救治后运送　运送途中不停止抢救措施。

5．急救呼救并重　遇有成批伤员，多人在场，分工合作。

6．搬运与医护一致　安全达到目的地，减少痛苦，减少死亡。

二、止血

急性出血是外伤后早期致死的主要原因。现场抢救时，首要的是采取紧急止血措施，防止因大出血引起休克甚至死亡。

（一）出血分类

1．根据出血部位的不同分类

（1）外出血：由皮肤损伤向体外流出血液，能够看见出血情况。

（2）内出血：深部组织和内脏损伤，血液由破裂的血管流入组织或脏器、体腔内，从体表看不见出血。

2．根据出血颜色、量的不同分类

（1）动脉出血：出血呈喷射性，色鲜红。

（2）静脉出血：出血缓慢流出，色暗红。

（3）毛细血管出血：血液呈点状或片状渗出，色鲜红。

（二）止血方法

1．指压止血法　用手指、手掌压迫伤口近心端的动脉，将动脉压向深部的骨骼上，阻断血液流通，达到临时止血目的。

（1）头顶部出血：用拇指压迫出血同侧耳屏前方的搏动点（颞浅动脉），将颞浅动脉压向颞骨。

（2）颜面部出血：用拇指压迫出血同侧下颌骨下缘与咬肌前缘交界处的搏动点（面动脉），将面动脉压向下颌骨。

（3）头面部、颈部出血：用拇指或其他四指压迫颈部中点气管与胸锁乳突肌前缘指间的搏动点，将颈总动脉压向颈椎。注意不能同时压迫两侧颈总动脉以免造成大脑缺血，压迫时间也不宜过长，以免引起颈部化学和压力感受器反应而危及生命。

（4）肩部、腋部、上臂出血：用拇指压迫出血同侧锁骨中部搏动点（锁骨下动脉），将锁骨下动脉压向第一肋骨。

（5）前臂出血：用拇指压迫上臂肱二头肌内侧沟中部搏动点（肱动脉），将肱动脉向外压向肱骨。

（6）手掌出血：用两手拇指分别压迫手腕横纹稍上处的

内、外侧尺、桡动脉。

（7）下肢出血：用两手拇指重叠用力压迫大腿根部腹股沟韧带中点稍下方的强搏动点，将股动脉压向股骨。

2．加压包扎止血法　先将无菌敷料或干净的毛巾、布料覆盖在伤口上，再以绷带、三角巾或布带以适当压力包扎。这种方法用于小动脉以及静脉或毛细血管的出血。但伤口内有碎骨片时，禁用此法，以免加重损伤。

3．填塞止血法　用无菌的棉垫、纱布等，紧紧填塞在伤口内。用于不能采用指压止血法或止血带止血法的出血部位。

4．止血带止血法　四肢较大动脉出血时救命的重要手段，用于其他止血方法不能奏效时。如使用不当可出现肢体缺血、坏死，以及急性肾衰竭等严重并发症，须注意以下几点。

（1）止血带不宜直接结扎在皮肤上，应先用三角巾、毛巾等做成平整的衬垫，缠绕在要结扎止血带的部位，然后再上止血带。

（2）上止血带之前应抬高患肢 2 ～ 3 分钟，以增加静脉回心血流量。

（3）结扎止血带的部位在伤口近心端。上肢大动脉出血应结扎在上臂的上 1/3 处，避免结扎在中 1/3 处以下的部位，以免损伤桡神经；下肢大动脉出血应结扎在大腿中部。而在实际抢救伤员的工作中，往往把止血带结扎在靠近伤口处的健康部位，有利于最大限度保存肢体。

（4）结扎止血带要松紧适度，以停止出血或远端动脉搏动消失为度。结扎过紧；可损伤受压局部；结扎过松，达不到止血目的。

（5）为防止远端肢体缺血坏死，原则上应尽量缩短使用止血带的时间，一般止血带的使用时间不宜超过 2 ～ 3 小时，每隔 45 ～ 60 分钟松解一次，以暂时恢复远端肢体血液供应。松解止血带的同时，仍应用指压止血法，以防再度出血。止血带松解 3 ~ 5 分钟后，在比原来结扎部位稍低平面重新结扎。松解时，如仍有大出血者或远端肢体已无保留可能，在转运途中可不必再松解止血带。

（6）结扎好止血带后，在明显部位加上标记，注明结扎止血带的时间，尽快运往医院。

（7）解除止血带，应在输血输液和采取其他有效的止血方法后方可进行。如组织已发生明显广泛坏死时，在截肢前不宜松解止血带。

（8）不可用电线、铁丝等作止血带用。

5．绞紧止血法　先垫衬垫，再将带系在垫上绕肢体一圈打结，在结下穿一棒，旋转此棒使带绞紧，至不流血为止，最后将棒固定在肢体上。

6．结扎止血法　在手术操作过程中，对可能出血的部位或已见的出血点，首先进行钳夹，然后用缝合线进行结扎。

7．电凝止血法　即用电灼器止血，现常用的电灼器有高频电刀，氩气电刀，就其止血的方式有单极电凝及双极电凝。在止血时，电灼器可直接电灼出血点，也可先用止血钳夹住出血点，再用电灼器接触止血钳。

8．局部药物或生物止血法　立止血、肾上腺素、凝血酶、明胶海绵等可采用局部填塞、喷撒，局部注射等方法。

三、包扎

外科临床常用的基本技术，通过物理作用，达到固定与治疗患部等目的。

（一）作用

1．保护伤口，避免或减轻污染，预防感染的发生。

2．保护内脏和血管、神经、肌腱等重要解剖结构。

3．固定敷料、夹板位置，防止脱落和移位，利于转运。

4．固定肢体和关节，或进行悬吊和牵引。

5．加压包扎，减轻或预防伤肢水肿，改善局部血液循环。

6．急救时可替代止血带。

（二）物品准备

纱布、卷轴绷带、三角巾，急救现场可用干净毛巾、衣服、被单、布带等代替。

（三）包扎方法

1．卷轴绷带基本包扎法　环形法、蛇形法、螺旋形法、螺旋反折形法、回返形法、"8"字形法。

注意事项：

（1）包扎方向应自下而上，由左向右，自远心端向近心端包扎，以助静脉血液回流。

（2）包扎开始与终了时均需环绕2周，需加绷带时，可将两端重叠6厘米，包扎完毕用胶布粘贴固定或撕开末端在肢体外侧打结，不应打在伤口或骨隆突部位。

2．三角巾包扎法　头顶部包扎法、头部风帽式包扎法、单肩包扎法、双肩包扎法、单胸包扎法、双胸包扎法、腹部包扎法、手足包扎法、手臂悬吊法。

注意事项：

（1）一般伤口包扎

1）迅速暴露伤口并检查，采用急救措施。

2）有条件者应对伤口妥善处理，如清除伤口周围油污，酒精消毒皮肤等。

3）包扎材料，尤其是直接覆盖伤口的纱布应严格无菌，有时亦应尽量应用相对干净的材料覆盖，如清洁毛巾、布类等。

4）包扎不能过紧或过松。

5）包扎打结或用别针固定的位置，应在肢体外侧面或前面。

（2）特殊损伤的包扎

1）开放性颅脑损伤的包扎：用干净的碗扣在伤口上，或者用敷料或其他布类做成大于伤口的圆环放在伤口周围，然后包扎，以免包扎时骨折片陷入颅内，同时保护膨出的脑组织。

2）开放性气胸的包扎：如果胸部外伤且伴有气胸（伤口有气体进出），要紧密包扎，阻断气体从伤口进出。伤口先用厚敷料或塑料布覆盖，再用纱布垫或毛巾垫加压包扎。

3）多根肋骨骨折：胸部外伤伴有多根肋骨骨折，则胸壁失去支持而出现反常呼吸运动。可用衣物、枕头等加压包扎伤侧，以防止胸壁浮动，必要时（无适当物品可用）将伤员侧卧在伤侧。

4）开放性骨折伴骨端外露：包扎时外露的骨折端不要还纳，若自行还纳者应该注明。

5）腹部外伤并内脏脱出：脱出的内脏不要还纳，包扎时屈曲双腿，放松腹肌，将脱出的内脏用大块无菌纱布盖好，再用干净饭碗、钢盔等凹形物扣上，或用纱布、布卷、毛巾等做成圆状，以保护内脏，再包扎固定。

6）有异物插入身体内和伤口包扎：不要移动异物，周围用物体如保护环等支持，再包扎固定。

四、固定

固定对骨折、关节严重损伤、肢体挤压伤和大面积软组织损伤等能起到很好的固定作用。可以临时减轻痛苦，减少并发症，有利于伤员的转运。固定时松紧适度，牢固可靠。固定技术分外固定和内固定两种。院外急救多受条件限制，只能做外固定。目前最常用的外固定有小夹板、石膏绷带、外展架等。

（一）几种固定技术

1．颈椎骨折固定

（1）使伤者的头颈与躯干保持直线位置。

（2）用棉布、衣物等将伤者颈部、头两侧垫好，防止左右摆动。

（3）将木板放置于患者身下，然后用绷带或布带将额部、肩和上胸、臀固定于木板上，使之稳固。

2．锁骨骨折固定　用绷带在肩背做8字形固定，并用三角巾或宽布条于颈上吊托前臂。

3．肱骨骨折固定　用代用夹板2～3块固定患肢，并用三角巾、布条将其悬吊于颈部。

4．前臂骨折固定　用两块木板，一块放前臂上，另一块放背面，但其长度要超过肘关节，然后用布带或三角巾捆绑托起。

5．股骨骨折固定　用木板2块，将大腿小腿一起固定。置于大腿前后的两块木板长达腰部，并将踝关节一起固定，以防这两部位活动引起骨折错位。

6．小腿骨折固定　腓骨骨折在没有固定材料的情况下，可将患肢固定在健肢上。

（二）注意事项

1．遇有呼吸、心跳停止者，应先行复苏措施，出血休克者先止血，病情有根本好转后进行固定。

2．如为开放性骨折，必须先止血，再包扎，最后再进行骨折固定，此顺序不可颠倒。

3．下肢或脊柱骨折时，应就地固定，尽量不要移动伤员。

4．四肢骨折固定时，应先固定骨折近端，再固定骨折远端。如固定顺序相反，可导致骨折再度移位。

5．院外固定时，对骨折后造成的畸形禁止整复，不能把骨折断端送回伤口内，只要适当固定即可。

6．代用品的夹板要长于两头的关节并一起固定。夹板应光滑，夹板靠皮肤一面，最好用软垫垫起并包裹两头。

7．固定时应不松不紧而牢固。

8．固定四肢时应尽可能暴露手指（足趾），以观察有否指（趾）尖发紫、肿胀、疼痛、血循环障碍等。

五、转运

（一）转运方法

1．轮椅使用法　运送不能行走的患者。

2．单人搬运法　适用于病情许可的儿童或体重较轻的成人。

3．二人搬运法　用于不能自己活动，体重较重者。

4．三人搬运法　用于不能自己活动，体重较重者。

（二）注意事项

1．多人搬运时，动作要协调一致，上坡时患者头在前，下坡时患者头在后，以免患者头低垂而不适。

2．搬运骨折患者时，应在车上垫木板，并固定好骨折部位。

3．注意观察患者的面色及脉搏的改变。

4．脊柱骨折因各种暴力使颈椎、胸椎、腰椎、尾椎骨折或错位，以及脊髓损伤，易致残废，甚至危及生命，须注意正确转运方法：伤者两下肢伸直，两上肢垂于身体两侧；3～4名急救者在伤者一侧，两人托臀和双下肢，另两人分别托头、腰背部，置伤者于担架或门板上；不要使伤者躯干扭曲，千万不能一人抬头一人抬足；用枕头、沙袋、衣物垫于腰和颈两侧，如果颈、腰椎脱臼错位或骨折时，应将颈下、腰下垫高，保持颈或腰过伸状态。前臂止血包扎固定技能考核评分参考标准见表8-6。

（王学军）

表8-6　前臂止血包扎固定技能考核评分参考标准

学员姓名：　　　　　　　　　　　　　　考核时间：

考核项目	评分标准	满分	扣分	得分
操作前	一、操作前准备	7		
	1．着装整齐（着装符合要求），仪表端庄，语言得体清晰，声音宏亮、态度认真，表情严肃	2		
	2．物品准备：绷带、小夹板、纱布、胶布、棉带、三角巾、棉垫	2		
	3．环境准备：环境舒适，无危险状况，报告学员姓名，参考项目，考核用物准备齐全，请求开始考核操作（口述）	3		
操作中	二、评估患者	10		
	1．判断意识，确认伤员意识清楚，能够配合医疗操作（口述）	3		
	2．了解患者前臂伤情：前臂有无伤口、出血、肿胀、畸形、异常活动等，并报告结果（口述）	4		
	3．向患者解释并取得合作（口述）	3		
	三、安置体位	6		
	1．协助患者取舒适坐位（口述）	2		
	2．协助患者抬高伤肢（口述）	2		
	3．六步洗手进行手消毒或戴手套（口述）	2		
	四、止血包扎伤口	7		
	1．简单清洁消毒伤口（口述）	1		
	2．取两块无菌纱布，覆盖前臂伤口，包扎伤口，并用胶布固定	4		
	3．必要时可用绷带加压包扎止血（口述）	1		

考核项目	评分标准	满分	扣分	得分
	4．若加压包扎止血无效，可用止血带或指压止血法进行止血（口述）	1		
	五、绷带包扎前臂	19		
	1．前臂腕部环形包扎 2 圈固定绷带包扎起始端	5		
	2．前臂螺旋反折包扎前臂至近肘关节处	8		
	3．近肘关节处环形包扎 2 圈，并固定绷带末端	6		
	六、小夹板固定	15		
	1．用 4 块大小适合的小夹板置于伤肢四周	5		
	2．用 4 根棉带捆绑小夹板固定前臂，松紧适宜（捆绑带能够上下移动 1 厘米），伤员无特殊不适	10		
	七、三角巾固定	19		
	1．三角巾顶角对着伤肢肘关节	3		
	2．三角巾一底角置于健侧胸部过肩于背后	4		
	3．伤臂屈肘（功能位）放于三角巾中部	3		
	4．三角巾另一底角包绕伤臂反折至伤侧肩部	4		
	5．两底角在健侧颈侧方打结，顶角向肘前反折，用别针固定，将前臂悬于吊于胸前	4		
	6．报告操作结束（此步骤计时结束）	1		

续表

考核项目	评分标准	满分	扣分	得分
操作后	八、洗手记录	7		
	1. 协助伤员整理衣物，帮助伤员取舒适体位，给予伤员人文关怀	3		
	2. 用物按规定整理及处理	2		
	3. 洗手，记录	2		
评价	九、综合评价	10		
	1. 程序正确，操作规范，动作熟练（要求在6分钟内完成整个程序操作），操作过程中注意保护伤员安全和职业防护	3		
	2. 人文关怀：关心爱护患者，伤员感到满意，医患沟通有效、以充分体现人文关怀	2		
	3. 考核结果：绷带小夹板固定松紧适宜，三角巾悬吊合适，肢端血运正常，伤员无特殊不适	2		
	4. 提问：(1) 请简述绷带的用途。(2)请说出绷带小夹板固定的注意事项	3		
得分合计				

技能考核老师签名：

第五节　催吐术

一、催吐术基本理论知识

1. 概述　呕吐是人体排出胃内毒物的本能自卫反应，因催吐术简便易行，对于服毒物不久，且意识清醒的急性中毒患者（除服腐蚀性毒物、石油制品及食管静脉曲张、上消化道出血等）是一种现场抢救有效的自救、互救措施。

2．各种毒物中毒的灌洗溶液和禁忌药物见表 8-7。

表8-7　各种毒物中毒的灌洗溶液和禁忌药物

毒物种类	常用溶液及禁忌药物
酸性物	使用镁乳、蛋清水、牛奶，禁忌使用强酸药物
碱性物	使用 5% 醋酸、白醋、蛋清水、牛奶，禁忌使用强碱药物
氰化物	口服 3% 过氧化氢溶液后引吐，1∶15000 ～ 1∶20000 高锰酸钾洗胃
敌敌畏	使用 2% ～ 4% 碳酸氢钠、1% 盐水、1∶15000 ～ 1∶20000 高锰酸钾洗胃
1605，1059，4049（乐果）	使用 2% ～ 4% 碳酸氢钠洗胃，禁忌使用高锰酸钾
敌百虫	使用 1% 盐水或清水洗胃、1∶15000 ～ 1∶20000 高锰酸钾洗胃，禁忌使用碱性药物
DDT（灭害灵）、666	使用温开水或生理盐水洗胃，50% 硫酸镁导泻。禁忌使用油性药物
酚类、煤酚类、苯酚（石炭酸）	使用用温开水、植物油洗胃至无酚味为止，洗胃后多次服用牛奶、蛋清保护胃黏膜。禁忌使用液体石蜡
巴比妥类（安眠药）	使用 1∶15000 ～ 1∶20000 高锰酸钾洗胃，硫酸钠导泻。禁忌使用硫酸镁
异烟肼（雷米封）	使用 1∶15000 ～ 1∶20000 高锰酸钾洗胃，硫酸钠导泻。禁忌使用鸡蛋、牛奶
灭鼠药（磷化锌）	使用 1∶15000 ～ 1∶20000 高锰酸钾洗胃、0.1% 硫酸铜洗胃，禁忌使用脂肪及其他油类食物

二、催吐术操作步骤

1．目的　清除胃内毒物或刺激物，减少毒物吸收，还可利用不同灌洗液进行中和解毒。

2．准备

（1）工作人员准备：仪表端庄、着装规范、剪指甲、洗手、戴口罩。

（2）用物准备：①治疗盘内：量杯（或水杯）、压舌板、水温计、弯盘、塑料围裙或橡胶单（防水布）。②另备水桶2只（一个盛洗胃液，一个盛污水）。③洗胃溶液：按医嘱根据毒物性质准备洗胃液（表8-7）。一般量为10000～20000ml，温度25～38℃。④为患者准备洗漱用物。

（3）环境准备：整洁、安静、温度适宜、光线适中。必要时，用屏风或床帘遮挡。

（4）患者准备：催吐术适用于服毒量少、清醒能合作的患者，患者了解催吐术的目的、方法、注意事项及配合要点。

3．操作步骤（表8-8）。

表8-8　催吐术操作要点

操作流程	操作要点
1．查对、解释	核对患者，告知患者催吐的目的及配合方法，以取得合作
2．安置体位	催吐法取坐位
3．操作过程	围好围裙，取下活动义齿，污水桶置于患者座位前，用压舌板刺激患者咽后壁或者舌根诱发呕吐，留取毒物标本送检，协助患者每次饮洗胃液300～500ml，再呕吐。如此反复进行，直至吐出液澄清无味为止
4．观察	密切观察患者病情、生命体征变化及呕吐情况，观察洗胃液出入量的平衡，洗出液的颜色、气味。如有腹痛、休克现象或洗出液呈血性，应立即停止，及时采取急救措施
5．整理	催吐结束后，协助患者漱口、洗脸，必要时更衣，取舒适卧位，清理用物
6．记录	洗手，记录：①灌洗液的名称、量。②洗出液性质、气味、颜色、量。③患者的反应

4．注意事项

（1）急性中毒患者应迅速采取口服催吐法，必要时进行洗胃。

（2）当中毒物质不明时，先用温开水或生理盐水洗胃，待确定毒物性质后，再选用对抗剂洗胃。

（3）吞服强酸、强碱等腐蚀性药物，禁忌催吐，以免造成胃穿孔。可给予药物解毒或给予牛奶、豆浆、蛋清水等，以保护胃黏膜。

（4）催吐过程中密切观察病情，避免误吸，如有血性液体流出或出现休克、腹痛等现象，应立即停止，及时采取措施进行处理。

（5）每次饮入量以 300～500ml 为宜，不能超过 500ml，并保持引入量与吐出量平衡，以免造成急性胃扩张。

催吐术技能考核评分参考标准见表 8-9。

（曹　璐）

表8-9　催吐术技能考核评分参考标准

学员姓名：　　　　　　　　　　　　　　　　考核时间：

考核项目	评分标准	满分	扣分	得分
操作前（20分）	1．操作者准备：着装整齐、发不过肩、剪指甲、洗手、戴口罩，动作敏捷，语言清晰流畅，态度认真	4		
	2．物品准备：1）治疗盘内：量杯（或水杯）、压舌板、水温计、弯盘、塑料围裙或橡胶单（防水布）；2）另备水桶2只（一个盛洗胃液，一个盛污水）；3）洗胃溶液：按医嘱根据毒物性质准备洗胃液。一般量为 10000～20000ml，温度 25～38℃；4）为患者准备洗漱用物	8		

考核项目	评分标准	满分	扣分	得分
	3．患者准备：催吐术适用于服毒量少、意识清醒能合作的患者（口述）	4		
	4．环境准备：整洁、安静、温度适宜、光线适中。必要时，用屏风或床帘遮挡。报告学员姓名，参考项目，考试用物准备齐备，请求开始操作（口述）	4		
操作中（40分）	1．核对患者：核对患者，判断患者的意识状态和合作能力	6		
	2．解释操作：向患者告知催吐的目的及配合方法，以取得合作（口述）	6		
	3．安置体位：协助患者取坐位，围好围裙，取下活动义齿，污水桶置于患者座位前	8		
	4．诱发呕吐：用压舌板刺激患者咽后壁或者舌根诱发呕吐，必要时留取毒物标本送检	6		
	5．协助使用洗胃液：协助患者每次饮洗胃液300～500ml，再呕吐。如此反复进行，直到吐出物澄清无味为止	6		
	6．密切观察：操作中密切观察患者病情、生命体征变化及呕吐情况，观察洗胃液出入量的平衡，吐出液的颜色、气味。如有腹痛、休克现象或洗出液呈血性，应立即停止（口述）	8		
操作后（20分）	1．协助患者漱口、洗脸，取舒适卧位	6		
	2．整理用物	4		
	3．六步洗手	2		

续表

考核项目	评分标准	满分	扣分	得分
	4.记录：①灌洗液的名称、量；②洗出液的性质、气味、颜色、量；③患者的反应	6		
	5.报告操作结束（此步骤计时结束）	2		
评价 （20分）	1.技能质量：符合抢救程序，操作敏捷，动作熟练，4～5分钟内完成整个程序操作	5		
	2.人文关怀：操作中动作不粗暴，抢救中患者无损伤，关怀体贴患者	5		
	3.提问：(1)请简述两种常见药物中毒的灌洗溶液及禁忌药物。(2)请说出催吐术的注意事项有哪些	10		
得分合计				

技能考核老师签名：

第六节 无菌技术

无菌技术是在医疗护理操作过程中，保持无菌物品、无菌区域不被污染、防止病原微生物入侵人体的一系列操作技术。无菌技术作为预防医院感染的一项重要而基础的技术，医护人员必须正确熟练地掌握，在技术操作中严守操作规程，以确保患者安全，防止医源性感染的发生。

一、无菌技术基本理论知识

（一）无菌技术相关概念

1. 无菌技术 指在医疗、护理操作过程中，防止一切微生物侵入人体，防止无菌物品和无菌区域被污染的操作技术和管理方法。

2. 无菌物品 指经过灭菌处理后保持无菌状态的物品。

3．无菌区　指经灭菌处理后未被污染的区域。

4．非无菌区　指未经灭菌处理或经灭菌处理后又被污染的区域。

5．相对无菌区　指无菌物品自无菌容器内一经取出，就认为是相对无菌，不可再放回。无菌区域边缘向内3厘米为相对无菌区。

6．污染物品　指未经过灭菌处理，或灭菌处理后又被污染的物品。

（二）无菌技术操作原则

1．明确无菌物品、无菌区与有菌区的概念

（1）进行无菌操作时，必须明确无菌物品、无菌区与有菌区的概念，凡没有带无菌手套进行无菌操作时，如输液、注射等，手不得触及无菌区或跨越无菌区。

（2）凡带着无菌手套进行无菌操作时，如导尿、穿刺等，手不得触及有菌物品及有菌区。

2．操作前准备

（1）环境清洁、宽敞。操作室定期清扫并消毒，操作前30分钟停止清扫，减少人员走动，防止尘埃飞扬；操作台清洁、干燥、平坦，物品摆放合理。

（2）操作者着装整洁。操作前修剪指甲、洗手、戴帽子、口罩，必要时穿无菌衣，戴无菌手套。

3．操作中保持无菌

（1）明确无菌区与非无菌区：操作者身体应与无菌区保持一定距离；手臂应保持在腰部或操作台面以上，肩部以下不可跨越无菌区；避免面对无菌区咳嗽、谈笑、打喷嚏。

（2）正确取用无菌物品：取放无菌物品应面向无菌区；用无菌持物钳取无菌物品，未经消毒的手或物品不可触及无菌物品或跨越无菌区；无菌物品一经取出，即使未用，也不可放回无菌容器中。

（3）正确处理污染物品：物品疑有污染或已被污染不可使用，应予更换或重新灭菌。

4．无菌物品的管理

（1）无菌物品与非无菌物品分开放置，并有明显标志。

（2）无菌物品应存放于无菌包或无菌容器中，不可暴露于空气中。

（3）无菌包或无菌容器外需标明物品名称、灭菌日期，并按失效期先后顺序摆放；定期检查无菌物品保存情况，无菌包在干燥、未污染的情况下，有效期为7天，过期或受潮应重新灭菌。

5．防止交叉感染

一套无菌物品只供一位患者使用，以防交叉感染。

（三）手卫生

为洗手、卫生手消毒和外科手消毒的总称。

1．洗手指医务人员用肥皂或者皂液和流动水洗手，去除手部皮肤污垢、碎屑和部分致病菌的过程。方法为用肥皂搓洗手掌、手背、指间、手指及关节，以环形动作搓擦，而后用流水冲洗双手，将皂沫全部冲净，必要时反复冲洗，最后用清洁小毛巾擦干双手。

2．卫生手消毒指医务人员使用速干手消毒剂揉搓双手，以减少手部暂居菌的过程。

3．外科手消毒指医务人员在外科手术前用肥皂（液）或抗菌皂（液）和流动水洗手，再用手消毒剂清除或杀灭手部暂居菌、常居菌的过程。

（四）医院感染

医院感染是指住院患者在医院内获得的感染，包括在住院期间发生的感染和在医院内获得出院后发生的感染，但不包括入院前已开始或者入院时已处于潜伏期的感染。医院工作人员在医院内获得的感染也属医院感染。当医务人员对医院感染及其危害性认识不足，不能严格地执行无菌操作技术和消毒隔离制度，缺乏对消毒灭菌效果的有效监测时，便不能有效地控制医院感染的发生。

二、无菌技术基本操作方法

（一）无菌持物钳使用法　见表 8-10。

表8-10　无菌持物钳的使用法

操作流程	操作要点
查对	检查并核对名称、有效期、灭菌标识，确保在有效期内
取钳	打开容器盖，手持无菌持物钳上 1/3 处，闭合钳端，将钳移至容器中央，垂直取出，关闭容器盖。不可从盖孔中取、放无菌持物钳，不可触及容器口
使用	保持钳端向下，不可倒转向上；到距离较远处取物时，应将持物钳和容器一起移至操作处，就近使用，防止无菌持物钳在空气中暴露过久而污染。不可触及未经灭菌的物品
放钳	使用后闭合钳端，打开容器盖，从容器中央垂直放回，关闭容器盖。第一次使用后应记录开启日期、时间，并签名

（二）无菌包使用法　见表 8-11。

表8-11　无菌包的灭菌准备和使用法

操作流程	操作要点
包扎法	
放置物品	将待灭菌的物品放在包布的中央，化学指示卡放于其中
包扎封包	将近侧一角向上折叠盖在物品上，折盖左右两角并尖端外翻，最后一角折叠盖好物品后，用化学指示胶带或粘住搭扣封包
标记灭菌	贴化学指示胶带，注明物品名称及灭菌日期。送灭菌处理
开包法	

操作流程	操作要点
核对检查	取出无菌包，查看无菌包的名称、日期、化学指示胶带的颜色，包装有无潮湿和破损
开包取物	将无菌包放于清洁、干燥、平坦处，撕开搭扣和粘胶带，依次打开包的外角、左右角和内角。如为双层包布则内层用无菌持物钳打开，检视化学指示卡颜色，用无菌持物钳取出所需物品，放在准备好的无菌区内。如需要一次性将包内无菌物品全部取出，可将无菌包托在手上打开，另一手抓住包布四角，稳妥地将包内物品放入无菌区内
原折包好	如包内物品一次未用完，按无菌原则原折痕包好，粘好搭扣
记时签名	注明开包日期、时间并签名

（三）铺无菌盘法 见表8-12。

表8-12 铺无菌盘操作法

操作流程	操作要点
单层底铺盘法	
开无菌包	取无菌包，检查名称、灭菌日期、指示胶带，检查有无潮湿及破损，打开无菌包
取无菌巾	用无菌持物钳取出一块治疗巾，放于清洁干燥的治疗盘内，如包内治疗巾未用完，按原折痕包好，注明开包日期和时间
铺无菌巾	双手指捏住无菌巾上层两角的外面，轻轻抖开，双折铺于治疗盘上，内面为无菌面，将上层向远端呈扇形折叠，开口边缘向外，治疗巾内面构成无菌区
置物盖巾	放入无菌物品后，手持上层两角的外面，拉平盖于无菌物品上，上下两层边缘对齐，将开口处向上翻折两次，两侧边缘向下翻折一次
记时签名	记录无菌盘名称、铺盘时间并签名

续表

操作流程	操作要点
双层底铺盘法	
取巾铺盘	取出无菌治疗巾，双手指捏住无菌巾上层两角的外面，轻轻抖开，由远及近3折成双层底和上层盖布，铺于治疗盘上。上层盖布扇形折叠，开口边向外
置物盖巾	放入无菌物品后，将上层无菌巾拉平，盖于无菌物品上边缘对齐

（四）戴脱无菌手套法　见表8-13。

表8-13　戴、脱无菌手套操作法

操作流程	操作要点
戴手套法	
核对检查	洗净擦干双手，核对手套袋外的号码、灭菌日期，检查有无破损和潮湿，一次性手套检查手套的生产日期、有效期及手套型号及有无漏气，从标记"撕开处"将手套袋撕开，取出手套内袋放于操作台上
取戴手套分次	
提取手套法	一手提起手套袋开口处外层，另一手伸入袋内，捏住手套反折部取出，对准戴上；用未戴手套的手同法提起另一口袋，已戴手套的手指插入另一手套的反折处内面（即手套外面）取出手套，同法将手套戴好
一次提取手套法	
	双手同时提起手套袋开口处上层，分别捏住两只手套的反折部分，取出手套将两只手套掌心相对，先戴一只手，再用已戴手套的手指插入另一手套的反折面（可将示指、中指、环指分开呈三角形，以免手套边卷曲而污染），同法将手套戴好

操作流程	操作要点
检查调整	将手套反折部套在工作服的衣袖上，手指交叉轻推与手贴合，检查无破损
准备操作	用无菌纱布擦去手套外面的滑石粉，或用生理盐水冲净，方可使用
脱手套	冲净手套表面的污渍和血渍，用戴手套的手捏住另一手套腕部外面翻转脱下，已脱下手套的手插入另一手套内，将其翻转脱下，放入医用垃圾袋内，洗手

（王学军）

无菌技术操作考核评分参考标准见表 8-14。

表8-14 无菌技术操作考核评分参考标准

学员姓名： 考核时间：

考核项目	评分标准	满分	扣分	得分
操作前	一、操作前准备	8		
	1. 操作者准备：头发，衣帽，指甲，洗手、戴口罩、帽子	5		
	2. 物品准备：齐全，放置合理	2		
	3. 环境准备：报告环境，清洁台面	1		
操作中	二、无菌包的使用	10		
	1. 检查物品名称、灭菌日期和灭菌效果并报告	2		
	2. 开包方法正确	1		
	3. 取用无菌治疗巾方法正确	3		
	4. 按原折痕打包，方法正确	2		
	5. 注明开包时间	2		
	三、持物钳使用	6		
	使用（取、用、放）方法正确	6		

考核项目	评分标准	满分	扣分	得分
	四、铺无菌盘	6		
	1. 报告治疗盘清洁、干燥，放置合理	2		
	2. 铺治疗巾，方法正确	4		
	五、取放换药碗	6		
	1. 检查并报告，开换药碗包正确	3		
	2. 正确取放无菌治疗碗、镊到无菌区	2		
	3. 无菌物品放置合理，距离适当	1		
	六、无菌容器的使用	8		
	1. 检查容器并报告，开盖方法正确	4		
	2. 取、放物品时方法正确	2		
	3. 无菌容器盖用毕盖严，方法正确	2		
	七、无菌溶液的使用	20		
	1. 核对标签、检查包装完好并报告，检查药液质量并报告	4		
	2. 取棉签，蘸取消毒液	4		
	3. 消毒瓶口方法正确	2		
	4. 取无菌纱布，开溶液瓶盖	2		
	5. 取无菌溶液：瓶签向上，冲瓶口，倒液	3		
	6. 盖无菌治疗巾，注明铺盘时间，注明开瓶时间	5		
	八、携物开盘	3		
	1. 放无菌手套包、弯盘于治疗盘上	1		
	2. 检查治疗盘标签并报告，打开无菌治疗巾	2		
	九、无菌手套的使用	12		
	1. 检查手套型号、灭菌日期并报告，开包	3		

续表

考核项目	评分标准	满分	扣分	得分
	2. 取、用滑石粉	2		
	3. 取、戴、脱手套方法正确	7		
操作后	十、洗手记录	3		
	1. 收拾整理用物	1		
	2. 洗手、脱口罩	2		
评价	十一、综合评价	18		
	1. 动作操作轻、准、稳	3		
	2. 无菌观念强，无污染，无跨越	15		
得分合计				

技能考核老师签名：

第七节　注 射 法

注射法是指借助注射器一类的医疗器械将无菌药液或生物制剂等注入人体，以达到诊断、治疗、预防疾病的目的的技术。临床上常用的注射法包括：皮内注射、皮下注射、肌内注射、静脉注射。

一、注射原则

注射原则是注射给药的总则，执行者必须严格遵守。主要有：①严格遵守无菌操作原则。②严格执行查对制度。③严格执行消毒隔离制度。④选择合适的注射器和针头。⑤注射药液现用现配。⑥注射前排尽空气。⑦选择合适的注射部位。⑧掌握合适的进针角度和深度。⑨注射前检查回血。⑩应用减轻患者疼痛的注射技术。

二、注射用物

（一）治疗车上层

1．治疗盘内

（1）皮肤消毒液：常用2%碘酊与75%乙醇；或0.5%碘伏；或安尔碘等。

（2）无菌持物镊：浸泡于消毒液内或放于灭菌后的干燥容器中。

（3）注射药物：按医嘱准备。常用的注射药剂型有：溶液、油剂、混悬剂、结晶、粉剂。

（4）注射器和针头：临床上应根据药物的剂量、黏稠度和刺激性的强弱选择合适的注射器和针头（各种注射器和针头规格见表8-15）。注射器由乳头、空筒、活塞（包括活塞体、活塞轴、活塞柄）构成，应完整无破损。针头分针尖、针梗和针栓三部分，针头无钩、无弯曲。注射器和针头连接紧密。

表8-15　各种注射法选用注射器和针头的规格

注射法	注射器（ml）	针头
皮内注射	1	4～5号
皮下注射	1、2	5～6号
肌内注射	2、5	6～7号
静脉注射	5、10、20、30、50、100	6～9号（或头皮针）

（5）其他物品：无菌治疗巾或无菌纱布（放于敷料罐内）、消毒棉签、砂轮、启瓶器、弯盘等。静脉注射时，另加止血带、小垫枕、胶布。

2．治疗盘外备注射本或注射卡，是注射给药的依据，便于查对。

（二）治疗车下层

利器盒、黄色医疗废物筐和黑色生活垃圾筐（放置未被药液污染的物品及未接触患者的物品）。

三、抽吸药液

（一）目的

遵医嘱准确抽吸药液，为各种注射做准备。

（二）评估

1．给药目的、药物性能及给药方法。

2．用物准备是否齐全。

3．治疗室内的环境清洁，光线充足。

（三）准备

1．操作者准备着装（衣、帽、鞋）整洁，修剪指甲，洗手、戴口罩。

2．用物准备同注射前用物准备。

3．环境准备清洁，光线充足，符合无菌操作的基本要求。

（四）操作步骤　见表8-16。

表8-16　药液抽吸操作要点

操作流程	操作要点
检查	与注射卡核对药物名称、浓度、剂量、给药时间、途径，检查药物质量及有效期
吸药	（1）自安瓿内吸药 轻弹安瓿顶端将药液弹至体部，用砂轮在安瓿颈部划一锯痕，75% 乙醇棉签消毒安瓿及拭去玻璃细屑，折断安瓿。检查并取出注射器和针头，将针头斜面向下放入安瓿内的液面下抽动活塞，吸取药液 （2）自密封瓶内吸药 用启瓶器去除铝盖中心部分，常规消毒瓶塞及周围，待干。检查注射器后，向瓶内注入与所需药液等量空气，倒转药瓶，使针头斜面在液面下，吸取所需药液量。以示指固定针栓，拔出针头

操作流程	操作要点
排气	将针头垂直向上，先回抽活塞，使针头内的药液流入注射器内，并使气泡集中在乳头根部，再轻推活塞，排出气体
备用	将原空安瓿（密封瓶／针头保护套）套在针头上。再次核对后，放于无菌巾或无菌棉垫内备用
整理	整理治疗台，清理用物，洗手

（五）注意事项

1．严格遵守无菌操作原则，执行查对制度。

2．药液做到现用现抽吸，避免药液污染和效价降低。

3．根据药液性质抽取药液。混悬剂应摇匀后再吸取；吸取结晶、粉剂药物时，用无菌生理盐水或注射用水或专用溶酶将其充分溶解后吸取；油剂可稍加温或双手对搓药瓶（药液遇热易破坏者除外）后，用稍粗针头吸取。

4．吸药时手不能触及注射器和针头的无菌部位；不可将针栓插入安瓿内，以防污染药液。

5．排气时，示指固定针栓，不可触及针梗；轻推活塞柄排气，不可浪费药液以免影响药量的准确性。

四、常用注射法

（一）皮内注射

皮内注射是将少量药液或生物制品注入人体表皮与真皮之间。

1．目的

（1）药物过敏试验。

（2）预防接种。

（3）局部麻醉的前驱步骤。

2．评估

（1）患者的病情、治疗情况、"三史"（用药史、过敏史、家族史）。

（2）患者的意识状态、心理状态，对皮内注射给药的认知及合作程度。

（3）患者注射部位的皮肤情况。

3．准备

（1）操作者准备：着装整洁、修剪指甲、洗手、戴口罩；熟悉药物的用法及药理作用。

（2）患者准备：向患者及家属解释皮内注射的目的、方法、注意事项及配合要点；协助取舒适体位并暴露注射部位。

（3）用物准备：同注射前准备用物，皮内注射需备 1ml 注射器、4½ 针头，如做药物过敏试验，需备 0.1% 盐酸肾上腺素及 2ml 注射器。

（4）环境准备：清洁、安静，光线充足。

4．操作步骤见表 8-17。

表8-17 皮内注射操作步骤

操作流程	操作要点
检查	核对医嘱及注射卡，检查药液质量并吸取药液
核对	携用物至床旁，核对患者床号、姓名，确认患者后解释操作目的和过程
体位	协助患者取合适的体位，选择并暴露注射部位
消毒	75% 乙醇消毒注射部位皮肤，待干
核对	再次进行核对，排尽空气
进针	一手绷紧皮肤，另一手以持锥法持注射器，示指固定针栓，针头斜面向上与皮肤呈 5° 角刺入皮内
推药	一手拇指固定针栓，另一手推注药液 0.1ml，使局部隆起呈半球状皮丘，皮肤发白并显露毛孔
拔针	注药毕，快速拔针，计时

操作流程	操作要点
核对	拔针后再次核对床号、姓名
宣教	告知患者注意事项：勿离开病室或注射室；勿揉擦注射局部；如有不适，立即通知医护人员；等待20分钟后观察结果
整理	清理用物，协助患者取舒适卧位，致谢
记录	密切观察患者用药后反应，洗手，记录

5．评价

（1）患者理解皮内注射的目的并能配合，整个操作过程无不适。

（2）操作者技术熟练，皮丘符合要求，与患者沟通有效。

6．注意事项

（1）做药物过敏试验前，必须询问患者的"三史"（用药史、过敏史、家族史），并备好急救药品，以防发生意外。如对所用药物过敏，严禁做药物过敏试验并与医生联系，做好标记。

（2）药物过敏试验禁用含碘消毒剂，防止脱碘不彻底或患者对碘过敏，以免影响对局部反应的观察。酒精过敏的患者禁用酒精消毒皮肤，防止酒精造成局部过敏，影响判断，可用灭菌注射用水进行皮肤清洁。

（3）进针角度以针头斜面完全进入皮肤为宜，，以免将药液注入皮下，影响药物作用的效果及对局部反应的观察和判断。

（4）拔针后无需按压针孔，切勿按揉局部，以免影响结果的观察。

（5）皮试结果不确定时，可做对照试验：在另一前臂相同部位注射0.1ml的生理盐水，20分钟后对照观察反应。

（二）各种注射法的比较见表8-18。

表8-18　各种注射法的比较

注射法	皮内注射	皮下注射	肌内注射	静脉注射
定义	将药液注入人体表皮与真皮之间组织	是将药液注入人体皮下组织	是将药液注入人体肌肉组织	是将药液由静脉注入人体
目的	药物过敏试验；局部预防接种；局部麻醉的前驱步骤	用于某些不宜经口服给药，又需在短时间内发挥药效的药物治疗；预防接种，局部麻醉给药	不宜或不能口服或静脉注射，且要求短时间内迅速发挥疗效者；注射刺激性较强或药量较大的药物，不宜皮下注射者	药物不适于口服、皮下或肌内注射，又需迅速发挥药效时；静脉高营养治疗；诊断、试验检查
注射部位	前臂掌侧的下段内侧；上臂三角肌下缘；实施局部麻醉处的皮肤	上臂外侧（中1/3），腹部，后背，臀部，大腿前侧及外侧；上臂三角肌下缘；实施局部麻醉处的皮肤	臀大肌、臀中肌、臀小肌、股外侧肌、上臂三角肌	手背浅静脉及肘部浅静脉；大隐静脉、小隐静脉和足背静脉；头皮静脉；股静脉
消毒方法	75%乙醇消毒注射部位皮肤	常规消毒	常规消毒	常规消毒
持针手法	持锥法持注射器	持锥法	握笔式	持锥法或握笔式

续表

注射法	皮内注射	皮下注射	肌内注射	静脉注射
进针角度与深度	呈5°角，针头斜面刺入皮内	呈30º～40°角，将针梗刺入皮下的1/2～2/3	呈90°角，针梗的2/3刺入皮下	四肢浅静脉注射：呈15°～30°角；头皮静脉注射：平行进入血管；股静脉注射：呈45°或90°角
抽回血	无需	需要，无回血，可推药	需要，无回血，可推药	需要，见回血，可推药
按压	无需	需要	需要	无菌纱布按压局部3～5分钟

（汤杜娟）

222

注射法（皮内注射）操作考核评分参考标准见表 8-19。

表8-19　注射法（皮内注射）操作考核评分参考标准

学员姓名：　　　　　　　　　　　　　考核时间：

考核项目	评分标准	满分	扣分	得分
操作前	一、操作前准备	16		
	1．操作者准备：头发，衣帽，指甲	3		
	2．核对医嘱、治疗单（卡）	2		
	3．评估病情、合作程度、注射部位，询问用药史、过敏史、家族史	6		
	4．报告环境清洁、安静、光线适宜	1		
	5．洗手，戴口罩	2		
	6．物品准备：齐全，放置合理	2		
操作中	二、携用物至床旁	6		
	1．核对患者、核对药物，解释	5		
	2．协助患者取舒适体位	1		
	三、抽吸药液	25		
	1．检查药液（药名、浓度、剂量、有效期、质量、包装）并报告	6		
	2．启盖，注明开瓶时间	3		
	3．检查棉签并报告，取棉签，消毒瓶塞，检查注射器，取注射器	5		
	4．遵医嘱抽吸药液，排气，单手回套针帽	11		
	四、选部位、消毒皮肤	7		
	1．再次核对患者、核对药物，选部位	4		
	2．取棉签，蘸75%乙醇消毒皮肤（范围、方法）	3		
	五、进针	13		
	1．再次排气，绷紧皮肤	3		
	2．右手持注射器，示指固定针栓，针头与皮肤呈5°角，刺入针尖斜面，左手固定，右手推药 0.1ml	10		

续表

考核项目	评分标准	满分	扣分	得分
	六、拔针	10		
	1．拔针，核对患者、核对药物	3		
	2．垃圾分类处理	3		
	3．查看皮试时间，告知注意事项	4		
操作后	七、整理、记录	7		
	1．整理床单位、致谢，洗手，脱口罩，记录	4		
	2．核对，观察皮试结果，记录	3		
评价	八、综合评价	16		
	1．无菌观念强，无污染，无跨越	10		
	2．与患者沟通有效，关爱患者	3		
	3．动作操作轻、准、稳	3		
得分合计				

技能考核老师签名：

第八节　静脉输液技术

静脉输液是利用大气压和液体静压形成的输液系统内压高于人体静脉压的原理，将一定量的无菌溶液或药物由静脉直接输入体内的一种治疗方法。

一、静脉输液原则

操作者在进行静脉输液操作前，应根据患者的具体情况来确定溶液的种类和量，通常需遵循的输液原则有：①先晶后胶。②先盐后糖。③先快后慢。④宁酸勿碱。

二、常用输液部位

静脉输液时，应根据患者的年龄、神志、体位、病情缓急、病程长短、输液的性质和量、输液时间、静脉情况或即将进行的手术部位等选择静脉输液部位。常用的输液部位有：①周围静脉：上肢常用手背静脉网、贵要静脉、头静脉、肘正中静脉；下肢常用足背静脉网、小隐静脉、大隐静脉。手背静脉网是成人患者输液时的首选部位；下肢静脉因有静脉瓣，易形成血栓，故成人不主张使用。②头皮静脉：如颞浅静脉、额静脉、耳后静脉及枕静脉，常用于小儿的静脉输液。③颈外静脉、锁骨下静脉：常用于中心静脉插管。需长期持续输液或静脉高营养者，多选此部位。

三、密闭式周围静脉输液法

本节主要介绍密闭式周围静脉输液法。

密闭式周围静脉输液法是指将无菌输液器插入原装密闭输液瓶（或袋），将溶液输入周围静脉的方法。因此种输液方法污染机会少，目前临床应用广泛。

（一）目的

1．补充水分及电解质，预防和纠正水、电解质和酸碱失衡。

2．增加循环血量，改善微循环。

3．输入药物，治疗疾病。

4．补充营养，供给热能，促进组织修复。

（二）评估

1．患者的年龄、病情、过敏史。

2．患者的意识状态、心理状态，对周围静脉输液的认知及合作程度。

3．患者穿刺部位皮肤情况、血管状况及肢体活动度。

4．输液的目的、药物性质、作用及不良反应。

（三）准备

1．操作者准备 着装整洁、修剪指甲、洗手、戴口罩。

2．患者准备　了解密闭式周围静脉输液法的目的、方法、注意事项及配合要点；排空大小便，取舒适体位。

3．用物准备

（1）治疗车上层：治疗盘内放置：消毒用物一套、密闭式一次性输液器、加药用注射器及针头、药物、遵医嘱备溶液、消毒止血带、一次性手套、无菌棉签、弯盘、开瓶器、输液贴或胶布、瓶套、输液卡、小垫枕、砂轮、手消毒液、治疗巾。治疗盘外放置：输液巡视卡、输液执行单。必要时，备夹板、绷带、输液架等。

（2）治疗车下层：锐器盒、医疗废物筐、生活垃圾筐。

4．环境准备清洁、安静、宽敞，光线充足。

（四）操作步骤见表8-20。

表8-20　密闭式周围静脉输液法操作步骤

操作流程	操作要点
备液	根据医嘱填写输液卡，准备药液，核对输液卡和药液名称、浓度、剂量、有效期、用法、给药时间。检查药液质量，必要时，备瓶套
加药	启盖（或拉开输液袋的易拉环），常规消毒瓶塞，遵医嘱加入药物
贴签	在输液标签上注明床号、姓名、加入药物的名称、浓度、剂量、时间及加药者签名，将标签倒贴于液体瓶（袋）上
插孔	检查输液器，无问题后打开包装袋，关闭调节器，拧紧针头，取出插入端，将输液管（和通气管）的连接针头（瓶塞穿孔器/插瓶针）插入瓶塞至针头根部
核对	携用物至床旁，核对床号、姓名，进行解释
体位	协助患者取舒适卧位，消毒双手，查对药物

操作流程	操作要点
排气	将输液瓶挂于输液架上。护士一手持针翼和调节器，稍抬高滴管下端输液管，另一手倒置并挤捏墨菲滴管，使溶液流至滴管 1/2 ～ 2/3 满时，转正滴管，打开调节器、排气（第一次排气使液体顺输液管缓慢下降直至乳头处），关闭调节器。挂妥输液管
核对	再次核对患者及药物
消毒	选择静脉，肢体下垫小枕，在穿刺点上方约 6cm 处扎止血带。常规消毒皮肤 2 次，消毒范围直径大于 5cm，第二次范围小于第一次。两次消毒中间，备输液贴或胶布
穿刺	取下护针帽，排气（第二次排气直至排尽导管和针头内的空气）。避免药液浪费。关闭调节器，并再次确认无气泡。左手绷紧皮肤，右手持针柄，针尖斜面向上，以 15° ～ 30° 角从静脉上方或侧方刺入皮下，再沿静脉方向潜行刺入，见回血后放平针头再送入少许
固定	一手固定针柄，另一手松止血带，嘱患者松拳，松调节器，确认液体滴入通畅、患者无不适后，第一条胶布固定针柄；第二条灭菌输液贴盖住针眼及暴露的针梗；第三条固定硅胶管。必要时，用夹板绷带固定肢体。取出止血带、小垫枕
调速	根据病情、年龄、药物性质等调节滴速或遵医嘱调节滴速：一般成人 40 ～ 60 滴 / 分，儿童 20 ～ 40 滴 / 分
核对、记录	核对患者、药物，消毒双手，在输液巡视（执行）卡上记录输液时间、滴速并签名，挂输液巡视卡
整理、宣教	协助患者取舒适卧位，整理床单位。向患者说明所输药物、告知输液中的注意事项
观察	加强巡视，观察输液部位状况，及时排除输液故障，保证输液通畅
更换药液	更换液体瓶时，核对无误后，常规消毒瓶塞，从上一瓶中拔出输液管插瓶针插入下一瓶中。每次换瓶后，及时在输液卡上记录

续表

操作流程	操作要点
核对、拔针	确认输液结束，核对患者、药物，撕下胶布，关闭调节器，先轻按穿刺点上方的输液贴，快速拔针后按压（拇指指腹沿静脉走向纵向按压针头进皮肤点和进静脉点）3～5min，至不出血止
整理记录	协助患者取舒适卧位，整理床单位。按规定分类处理用物、洗手、记录

（五）评价

1．患者理解密闭式静脉输液法的目的并能配合，整个操作过程无不适。

2．操作者操作规范熟练，与患者沟通有效。

（六）注意事项

1．严格执行查对制度，严格遵守无菌操作原则。

2．根据病情、输液原则、药物性质合理安排输液顺序，加入药物时需注意药物的配伍禁忌。

3．根据患者的病情、年龄和药物性质调节滴速。

4．输液中加强巡视。

5．输液前，排尽管内空气；输液过程中，及时更换输液瓶；加压输液时，必须有操作者看护，输液完毕后及时拔针。

6．需连续输液者，每24小时更换输液器。

7．严禁在输液的肢体进行抽血化验或测量血压。

（汤杜娟）

密闭式静脉输液技术考核评分参考标准见表8-21。

表8-21 密闭式静脉输液技术考核评分参考标准

学员姓名： 考核时间：

评分标准	满分	扣分	得分
一、两人核对：对医嘱和执行单	2		
二、操作前准备	22		
1．患者评估及准备：评估患者的年龄、病情、穿刺部位等情况，患者了解输液并能配合，输液前排尿或排便	5		
2．护士准备：着装整洁，修剪指甲，洗手，戴口罩	2		
3．用物准备：治疗车上层（注射盘用物一套、弯盘、0.9%氯化钠注射液250ml、止血带、输液敷贴、治疗巾、小垫枕、一次性输液器、输液瓶贴、输液记录单、输液卡、手消毒液）治疗车下层（锐器盒、生活垃圾桶、医疗废物桶），输液架（2分） 准备药液：两人核对执行单、输液卡、瓶贴、液体（2分），检查液体（名称、有效期、质量和包装）（2分），倒贴瓶贴（1分），开瓶（1分），消毒瓶塞（2分），插输液器大针头（3分）	13		
4．环境准备：安静、整洁、宽敞、光线适宜，符合无菌操作要求	2		
三、穿刺	55		
1．核对、解释：核对患者床号、姓名及腕带信息，向患者解释操作目的	2		
2．挂瓶：一手持输液器，一手将输液瓶倒挂在输液架上	1		
3．排气：茂菲滴管内液体准备至1/3～2/3满时进行排气（2分），第一次排气液体流至乳头和头皮针连接处即可（2分），关上调节器（1分），检查无气泡（2分）。将输液器挂于输液架上	7		

评分标准	满分	扣分	得分
4．选择静脉：协助患者取舒适体位（1分），肢体下放置治疗巾、止血带及小垫枕，确定合适的静脉，（2分）准备敷贴（1分），扎上止血带（2分）	6		
5．消毒皮肤：常规消毒皮肤，待干	4		
6．再次核对：核对床号、姓名、腕带信息和药液	3		
7．再次排气：打开调节器（1分），排出＜3滴的液体（2分），确认无气泡（2分）	5		
8．穿刺嘱患者握拳（1分），左手绷紧皮肤（1分），右手持针柄，针尖斜面向上并与皮肤成15°～30°角沿静脉方向刺入（2分），见回血后放平针头再进针少许（2分）	6		
9．固定：一手拇指固定针柄（1分），另一手松开止血带（1分），嘱患者松拳（1分），打开调节器（1分），待通畅后用敷贴固定（1分）。取下治疗巾、止血带和小垫枕（1分）	6		
10．调节滴速：根据患者年龄、病情、药物性质或遵医嘱调节滴速	2		
11．核对：核对患者的床号、姓名、腕带信息及药液	3		
12．宣教：滴速不能自行调节，输液的这只手不能随意移动，输液过程中如果出现液体不滴或已滴完，输液局部肿胀、疼痛等其他不适，请及时呼叫。放置呼叫器。安置患者于舒适体位	4		
13．整理：整理床单位，分类处理用物	2		
14．洗手，记录（输液执行单、输液卡、瓶贴），并将输液卡挂于输液架上	4		
四、巡视：每隔15～30分钟巡视病房一次	1		
五、输液完毕，拔针	14		

续表

评分标准	满分	扣分	得分
1．核对、解释：核对患者的床号、姓名、腕带信息及药液，告知患者液体已输完，准备拔针	4		
2．拔针、按压：取下胶布，关闭调节器（1分），迅速拔针后按压（1分），并告知患者要纵向按压穿刺部位 3～5 分钟直至不出血为止，并保持局部清洁干燥（2分）	4		
3．整理：分离头皮针于锐器盒中（1分），取下液体瓶放于治疗车下层，放回输液架，（1分）协助患者取舒适卧位，整理床单位（1分），分类处理用物（1分）	4		
4．洗手、记录	2		
六、操作质量评价	6		
1．能按操作规程，熟练进行操作	2		
2．能与患者沟通有效，关爱患者	2		
3．动作轻、准、稳	2		
得分合计			

技能考核老师签名：

第九节　清创缝合技术

清创缝合术是一项外科基本手术操作，包括清创和缝合两个步骤。其中清创是指充分清除开放性伤口内的异物，切除坏死、失活或严重污染的组织，控制伤口出血，解除炎症组织造成的压力，尽可能地将已被污染伤口变为清洁伤口，争取为伤口愈合创造良好的环境；缝合是指任何开放性损伤，均应争取尽早进行清创后闭合创口，有利受伤部位的功能和形态的恢复，以达到一期愈合的目的。

一、基本原则

清创缝合的基本原则有：①无菌原则。②尽量去除坏死、无功能的组织，保留正常、有功能的组织。③争取达到组织的最完美的对合。

二、适应证

各种类型开放性损伤视为新鲜伤口。开放性伤口常分为清洁、污染和感染 3 类。清洁伤口一般很少，意外创伤的伤口难免有程度不同的污染，如污染严重，细菌量多且毒力强，8 小时后可变为感染伤口；头面部伤口局部血运良好，伤后 12 小时仍可按污染伤口行清创术。

当具备以下条件者，应行清创缝合术：①伤后 6～8 小时以内。②伤口污染较轻，不超过伤后 24 小时。③头面部伤口，一般在伤后 24～48 小时以内无明显感染者，争取清创后一期缝合。

三、禁忌证

污染严重或化脓感染伤口，不宜一期缝合，仅清创后敞开引流。

四、术前准备

1. 清创前须对伤情进行全面了解，以防漏诊，包括受伤过程、全身情况、伤处局部情况、必要的辅助检查等。如有休克，应先抢救，待休克好转后争取时间进行清创；如颅脑、胸、腹部有严重损伤，应先予处理；有活动性大出血应先行止血；如四肢有开放性损伤，应注意是否同时合并骨折、神经、血管、肌腱损伤、金属异物残留等，摄 X 线片协助诊断。

2. 应用止痛和术前镇痛药物。

3. 如伤口较大，污染严重，应预防性应用抗生素。

4．注射破伤风抗毒素。

5．用物准备，包括清创包、无菌手套、敷料、局麻药、肥皂水、生理盐水、双氧水、碘伏、缝针缝线、绷带、止血带等。

6．大部分清创缝合术首选局部麻醉，复杂的、难度大的、患者配合度差的清创缝合术应在手术室全麻下进行。

五、手术步骤

（一）清洗去污

1．**清洗皮肤** 用无菌纱布覆盖伤口，先用软毛刷蘸无菌肥皂水自内向外反复刷洗伤口周围皮肤 2～3 次，然后用无菌生理盐水冲洗肥皂泡沫，最后用无菌敷料擦干皮肤，并剪去伤口周围毛发。范围要大，以备延长伤口。

2．**清洗伤口** 伤周皮肤清洗后，术者更换手套，揭去覆盖伤口的纱布，再用大量生理盐水反复彻底冲洗伤口，清除肉眼可见的血凝块、异物及游离的失活组织，然后用双氧水、碘伏液分别冲洗及浸泡伤口，最后用无菌生理盐水清洗残存碘伏液等，用无菌纱布拭干创口及创周，按照常规消毒皮肤，铺无菌巾单。

（二）清创

清创的顺序由外向内，由浅入深。

1．**皮肤清创** 对于严重挫伤失去血液供应的皮肤应彻底切除，切除范围以皮肤坏死的界限而定，直至有鲜血渗出为止。对挫伤不重的皮缘，用齿镊夹住皮肤的边缘，利刃切除 1～2 毫米污染的皮缘即可。对深部组织损伤较重而皮肤创口较小的伤口，应适当延长皮肤切口，以充分显露伤口深部的组织损伤。对潜行性皮肤剥脱伤，可将皮肤纵行切开，以清理皮下组织间隙的坏死组织、血肿及异物。清创后的创面应用生理盐水反复淋洗，防止组织干燥坏死或再度污染。

2．皮下组织清创 皮下脂肪组织血液循环较差，挫伤后清创不彻底易发生液化坏死导致感染，清创时应注意皮下组织挫伤后形成的盲袋，一定要扩创。

3．肌肉及肌腱组织的清创 肌肉组织的清创要切至有出血和收缩反应为止，一切失去活力的肌肉碎块、游离条索均应切除。肌肉已经严重坏死的非重要肌腱可以切除，但对重要肌腱应予以保留。对肌肉或肌腱表面的污染，可切除少许肌膜或腱周膜。对肌腱钝性拉断，不能一期修复，可将两断端固定于附近肌肉上二期修复。

4．血管神经损伤的处理 微小血管的出血加压数分钟后即可止血，不必结扎，较大血管必须结扎止血。任何损伤神经均应保留。神经一期修复困难，可将两断端固定于附近软组织防止回缩，以便做二期修复。

5．骨折的处理 首先应当保留骨膜附着及有软组织相连的骨块，对骨折的污染表面应用刀片或骨凿凿去少许皮质，如同时有粉碎性骨折，应尽量保留骨折片。已有骨膜游离的小骨片则应予清除。

6．筋膜的处理 挫伤坏死的筋膜应予以切除，深部筋膜应切开减压。

（三）修复伤口

彻底清理伤口后，重新消毒铺巾，更换无菌器械和手套，彻底止血。根据污染程度、伤口大小和深度等具体情况，决定伤口是开放还是缝合，是一期还是延期缝合。清创越早效果越好，应尽可能在受伤后 6 ~ 8 小时内施行。未超过 12 小时的清洁伤口可一期缝合；大而深的伤口，在一期缝合时应放置引流条；污染重或特殊部位不能彻底清创的伤口，应延期缝合，即在清创后先于伤口内放置引流，待伤口组织无感染或水肿时再做缝合。头、面部血供好，愈合力强，只要无明显感染，均应争取一期缝合。火器伤一般不做初期缝合。

1．缝合目的　使创缘相对合，消灭死腔，促进早期愈合。在愈合能力正常的情况下，预后是否完善，常取决于缝合方法和操作技术的优劣。

2．缝合基本原则

（1）保证缝合创面或伤口的良好对合：缝合应分层进行，按组织的解剖层次进行缝合，使组织层次严密，不要卷入或缝入其他组织，不要留残腔，防止积液、积血及感染。缝合的边距及针距必须均匀一致。

（2）注意缝合处的张力：结扎缝合线的松紧度应以切口边缘紧密相接为准，不宜过紧。

（3）缝合线和缝合针的选择要适宜。

3．缝合方法

（1）单纯缝合法：是最基本的缝合方法，使切口创缘的两侧直接平行对合的一类缝合方法，多用于皮肤、皮下组织、肌肉、腱膜及腹膜等的缝合。

（2）内翻缝合法：将缝合组织内翻，多用于胃肠道吻合和膀胱缝合等。

（3）外翻缝合法：缝合时使组织边缘向外翻转，常用于血管、腹膜、松弛皮肤等的缝合。

4．缝合基本步骤

（1）进针：缝合时左手执齿镊，提起皮肤边缘，右手执针持，用腕臂力由外旋进，针头与皮肤平面垂直，顺针的弧度刺入皮肤，经皮下从对侧切口皮缘穿出。

（2）拔针：可用齿镊顺针前端沿针的弧度外拔，同时针持从针后部顺势前推。

（3）出针、夹针：当针要完全拔出时，阻力已很小，可松开针持，再用镊子夹针继续外拔，针持迅速转位再夹针体，将针完全拔出，由第一助手打结，第二助手剪线，完成缝合步骤。

六、术中注意事项

1．清创应尽早施行，越早效果越好。

2．伤口清洗是清创术的重要步骤，必须反复用大量生理盐水冲洗，务必使伤口清洁后再做清创术。

3．清创时仔细、彻底地探查，勿遗漏。

4．清创时既要彻底切除已经失去活力的组织，又要尽量爱护和保留存活的组织，尽可能保留重要的血管、神经和肌腱，这样才能避免伤口感染，促进愈合，保存功能。

5．止血要彻底，以免术后血肿形成。

6．缝合时勿残留死腔，避免张力太大，以免造成缺血或坏死。

七、术后处理

1．根据全身情况输液或输血。

2．合理应用抗生素，防止伤口感染，促进炎症消退。

3．注射破伤风抗毒素。

4．抬高伤肢，促使血液回流。

5．注意伤肢血运，伤口包扎松紧是否合适，伤口有无出血等。

6．伤口引流条，一般应根据引流物和引流量的情况，在术后 24 ～ 48 小时内拔除。

7．伤口出血或发生感染时，应即拆除缝线，检查原因，进行处理。

8．告知换药、拆线时间及其他特殊注意事项。

9．清创物品的处理。

（辜晓惠　王学军）

清创缝合技能考核评分参考标准见表8-22。

表8-22 清创缝合技能考核评分参考标准

学员姓名：　　　　　　　　　　　　　　　　考核时间：

考核项目	评分标准	满分	扣分	得分
操作前准备 （10分）	着装整齐（着装符合要求），仪表端庄，语言得体清晰，声音宏亮、态度认真	4		
	止血钳、针持、镊子、缝合线、剪刀、备皮刀、引流条、生理盐水、肥皂水、毛刷、纱布、棉垫、绷带、胶布、75%乙醇等，无菌手套	3		
	环境舒适，无危险状况，考核用物准备齐全，请求开始考核操作（口述）	3		
操作步骤 （69分）	判断意识，确认患者意识清楚，能够配合医疗操作； 了解患者伤口伤情，报告结果； 向患者解释并取得合作	3 4 3		
	无菌纱布覆盖伤口，剪去毛发，用肥皂水除去伤口周围的污垢油腻，用生理盐水清洗创口周围皮肤	5		
	麻醉，消毒伤口周围的皮肤，取掉覆盖伤口的纱布，铺无菌巾； 换手套，穿无菌手术衣； 检查伤口，清除血凝块和异物； 切除失去活力的组织； 必要时可扩大伤口，以便处理深部创伤组织； 伤口内彻底止血； 最后再次用无菌生理盐水和过氧化氢溶液（双氧水）反复冲洗伤口	5 5 3 5 2 5 3		

续表

考核项目	评分标准	满分	扣分	得分
	更换手术单、器械和手术者手套；	6		
	按组织层次缝合创缘；	10		
	污染严重或留有死腔时应置引流物或延期缝合皮肤；	6		
	伤口覆盖无菌纱布或棉垫，以胶布固定	4		
操作后整理（6分）	协助患者整理衣物，帮助患者取舒适体位，给予患者人文关怀	2		
	用物按规定整理及处理	2		
	洗手，记录	2		
综合评价（15分）	程序正确，操作规范，动作熟练（要求在8分钟内完成）注意保护患者安全和职业防护	5 3		
	充分体现爱伤观念和人文关怀。医患沟通有效、患者感到满意	3 4		
得分合计				

技能考核老师签名：

第十节　冷、热疗法

冷、热疗法是临床工作中常用的物理治疗方法，可以缓解患者痛苦，增进舒适，对某些疾病有一定的治疗作用。由于冷、热疗法简单、易于操作，被广泛应用于医院、家庭和社区。医务人员应熟练掌握常用的冷、热疗技术，充分发挥冷、热疗的效应，防止医源性和温度性损伤的发生，以达到促进疗效、减轻损伤的目的。

一、冷疗法

冷疗法是指用低于人体温度的物质，作用于体表皮肤，通过神经传导引起皮肤和内脏器官血管的收缩，从而改变机体各系统体液循环和新陈代谢，达到治疗目的的方法。

冷疗法分为局部冷疗法和全身冷疗法两种。常用的局部冷疗法有冰袋、冰囊、冰帽、冰槽、冷湿敷法和化学致冷袋等；常用的全身冷疗法有乙醇拭浴和温水拭浴等。

（一）冰袋/冰囊的使用

1．目的　降温、止血、减轻疼痛、消肿、控制炎症扩散。

2．评估

（1）患者的年龄、病情、体温、治疗情况、意识状态、是否对冷过敏等。

（2）患者局部皮肤状况、循环状况，如皮肤颜色、温度、有无硬结、有无感觉障碍等。

（3）患者的心理状态、活动能力及配合程度。

3．准备

（1）操作者准备：着装整齐，修建指甲、洗手、戴口罩。

（2）患者准备：了解冰袋/冰囊冷疗的作用、方法、注意事项及配合事项；排空大小便，取舒适卧位。

（3）用物准备：冰袋/冰囊、布套、帆布袋、毛巾、木槌、冰块、盆及冷水、漏勺、手消毒液。

（4）环境准备：室温适宜，酌情关闭门窗，避免对流风直吹患者。

4．操作步骤见表8-23。

5．注意事项

（1）在用冷的过程中，应注意听取患者诉求，密切观察患者病情变化及用冷部位皮肤变化，尤其是老年人、婴幼儿、昏迷等患者。如出现苍白、青紫、麻木等情况，应积极停止用冷并给予相应处理。

表8-23 冰袋/冰囊的使用

操作流程	操作要点
装冰袋	(1) 检查冰袋/冰囊有无破损、漏气 (2) 将冰块倒入帆布袋,用木槌敲成核桃大小,倒入盆内用冷水冲去棱角 (3) 用漏勺将小冰块装入冰袋/冰囊至1/2 ~ 2/3满,驱出袋内空气,夹紧袋口 (4) 用毛巾擦干冰袋/冰囊,倒提检查无漏水后套上布套
核对解释	备齐物品,携至床旁,核对医嘱、患者姓名及床号,解释操作目的及配合要点,检查用冷部位的皮肤情况
放置冰袋	(1) 将冰袋/冰囊置于需冷敷部位,忌压部位采用悬吊式 (2) 高热患者降温时,将冰袋置于前额、头顶、颈部两侧、腋下、腹股沟等大血管经流处;鼻出血患者将冰囊置于鼻部;扁桃体摘除术后,将冰囊置于颈前颌下
观察效果	观察局部血液循环情况、体温变化及冷疗用物是否漏水,倾听患者诉求。如局部皮肤出现青紫、麻木感,应立即停止使用。严格执行交接班制度
撤除冰袋	用冷30分钟后撤除冰袋/冰囊,协助患者取舒适卧位,整理床单位
洗手记录	洗手,记录用冷部位、时间、效果和反应
整理用物	倒空冰袋/冰囊,倒挂晾干,吹入少量空气后夹紧袋口,置于阴凉处备用;布套清洁后晾干备用

(2) 为防止发生继发反应,冷疗时间不超过30分钟。如需长期用冷,可间隔1小时再使用。

(3) 冷疗用于高热患者降温时,用冷30分钟后应测体温并记录,当体温降至39℃以下时,无需继续用冷。

(4) 冰袋需用布类包裹,不可与皮肤直接接触。用时注意观察有无漏水,冰块融化后应及时更换,保持布套干燥。

(5) 冷疗禁忌证:①慢性炎症或深部化脓病灶;血液循环障碍;组织损伤、破裂或有开放性伤口处;对冷过敏者。

②冷疗的禁忌部位：枕后、耳郭、阴囊处，易引起冻伤；心前区，可致反射性心率减慢，心房颤动、心室纤颤及房室传导阻滞；腹部，易出现腹痛、腹泻；足底，可致反射性末梢血管收缩而影响散热或引起一过性冠状动脉收缩。③昏迷、感觉异常、年老体弱者、婴幼儿、心脏病患者、哺乳期产妇胀奶等应慎用冷疗法。

冰袋／冰囊的使用考核评分参考标准见表8-24。

表8-24 冰袋/冰囊的使用考核评分参考标准

学员姓名： 考核时间：

考核项目	评分标准	满分	扣分	得分
操作前	一、操作前准备	36		
	1．操作者准备：			
	（1）着装整齐，洗手，戴口罩，态度认真	4		
	（2）已评估患者局部皮肤状况，如颜色、温度、有无硬结、淤血等，有无感觉障碍及对冷过敏	6		
	（3）了解患者有无冷疗禁忌证	4		
	2．物品准备：			
	（1）检查冰袋／冰囊有无破损、漏气	4		
	（2）将冰块倒入帆布袋敲成核桃大小，将打碎的冰块放入盆中，用冷水冲去棱角，用漏勺将冰块装入冰袋／冰囊内，1/2～2/3满，驱出带内空气，夹紧袋口	8		
	（3）毛巾擦干冰袋／冰囊，倒提检查无漏水后套上布套	4		
	3．患者准备：了解冷疗的目的、方法、注意事项、配合要点，排空大小便	4		
	4．环境准备：温湿度适宜，光线充足，酌情关闭门窗，拉上围帘	2		

考核项目	评分标准	满分	扣分	得分
操作中	二、实施	30		
	1. 携用物到床旁，核对，解释	4		
	2. 置冰袋/冰囊所需部位（口述）	2		
	（1）高热降温时，冰袋置于前额、头顶部或体表大血管处	4		
		4		
	（2）鼻出血患者置于鼻部	4		
	（3）扁桃体摘除术后置于颈前颌下			
	3. 观察效果：注意观察患者局部及全身反应，倾听患者主诉，冰袋/冰囊无异常	6		
	4. 用冷30分钟后，撤掉冰袋	6		
操作后	三、整理	22		
	1. 协助患者取舒适卧位，整理床单位	4		
	2. 用物分类处理	2		
	3. 洗手，记录用冷部位、时间、效果，患者反应	6		
	4. 拉开围帘，撤去屏风，开窗通风	2		
	5. 冰袋、冰囊使用结束，将水倒净，清洁后倒挂晾干后吹气，旋紧盖子备用	8		
评价	四、综合评价	12		
	1. 技能质量：操作规范、熟练、节力，冰袋、冰囊放置位置正确，无冻伤发生。5分钟内完成整个操作	6		
	2. 人文关怀：操作中关心体贴患者，与患者及家属沟通有效，体现人文关怀，患者对服务满意	6		
得分合计				

技能考核老师签名：

（二）冰帽／冰槽的使用

1．目的　头部降温，降低脑细胞的代谢，减少脑细胞需氧量，预防脑水肿。

2．评估患者的年龄、病情、体温、治疗情况、意识状态、是否对冷过敏等；头部状况、有无感觉障碍；心理状态、活动能力及配合程度等。

3．准备

（1）用物准备：冰帽／冰槽、帆布袋、海绵垫、木槌、冰块、盆及冷水、漏勺、肛表、水桶、手消毒液。若用冰槽需准备未脱脂棉球和凡士林纱布。

（2）其他同冰袋。

4．操作步骤见表 8-25。

表8-25　冰帽/冰槽的使用

操作流程	操作要点
备齐用物	检查，装冰块，方法同冰袋
核对解释	同冰袋使用法
放置冰帽／冰槽	（1）冰帽降温：将患者头部置于冰帽中，将海绵垫垫于后颈部、枕部、双耳廓处；将排水管放于水桶内，注意水流情况
	（2）冰槽降温：将患者头部置于冰槽中，用未脱脂棉球塞入双耳道，以防冰水流入耳内；用凡士林纱布遮盖双眼，保护角膜
观察效果	（1）每 30 分钟测一次生命体征并记录；患者肛温应维持在 33℃左右，不得低于 30℃
	（2）注意观察患者局部皮肤及全身反应，倾听患者诉求
撤除冰帽	用冷 30 分钟后撤除冰帽／冰槽，协助患者取舒适卧位，整理床单位
洗手记录	洗手，记录用冷部位、时间、效果和反应
整理用物	冰帽处理同冰袋；将冰槽内的冰水倒空，消毒备用

5．注意事项

（1）密切观察患者：观察体温和心率的变化，肛温不可低于30℃，以防发生心房、心室纤颤或房室传导阻滞等并发症。观察患者头部皮肤无发紫、麻木，尤其注意耳廓、后颈和枕部皮肤，以防冻伤。

（2）观察冰帽、冰槽情况：冰帽或冰槽有无漏水、冰块是否融化，有则及时更换或添加，以保证冷疗效果。

（3）为防止继发反应，冷疗时间不宜超过30分钟。如需要长期用冷疗，应间隔1小时再使用。

（三）冷湿敷法

1．目的　降温、止血、消肿、止痛。

2．评估　同冰袋使用法，注意有无开放性伤口。

3．准备

（1）用物准备：盆内盛冰水、敷布2块、钳子2把、凡士林、纱布、棉签、弯盘、塑料薄膜、棉垫或毛巾、一次性治疗巾、手消毒液。如有伤口，应准备无菌换药用物。

（2）其他同冰袋使用法。

4．操作步骤见表8-26。

5．注意事项

（1）用冷过程中密切观察患者局部皮肤变化及患者反应，防止冻伤及不良反应。

（2）若为高热降温，在冷湿敷30分钟以后应测量体温，并将结果记录于体温单上。

（3）湿敷部位若为开放性伤口，须按无菌技术要求处理伤口。

（四）温水/乙醇擦浴

1．目的　为高热患者降温。

2．评估　同冰袋使用法，注意患者是否对乙醇过敏等。

3．准备

表8-26　冷湿敷法

操作流程	操作要点
核对解释	同冰袋／冰囊使用法
准备患处	（1）协助患者取舒适卧位，暴露治疗部位，必要时用围帘或屏风遮挡 （2）在治疗部位下方垫一次性治疗巾，将凡士林涂于患处，并盖上一单层纱布
湿敷患处	（1）将敷布浸入冰水中，双手各持一把钳子将敷布拧至不滴水 （2）抖开敷布，将敷布折叠敷于患处，上盖塑料薄膜及棉垫或毛巾 （3）每3～5分钟更换一次敷布，治疗时间以15～20分钟为宜
观察效果	注意观察患者局部皮肤及全身反应，倾听患者诉求
整理用物	治疗毕撤去用物，用纱布擦去凡士林；协助患者取舒适卧位，整理床单位
洗手记录	记录冷敷的部位、时间、效果和患者反应

（1）用物准备：热水袋、冰袋及布套、大浴巾、小毛巾各2块、盆（内盛25%～35%乙醇200～300ml或温水2/3满，温度为32～34℃）、清洁衣裤、手消毒剂，必要时备屏风、便器。

（2）其他同冰袋使用法。

4．操作步骤见表8-27。

5．注意事项

（1）擦浴前头部置冰袋，有助于降温，并可防止头部充血引起头痛；热水袋置足底，有助于足部血管扩张减轻头部充血，使患者感觉舒适。

（2）擦浴时要随时观察患者情况，询问其感受，如有异常应立即停止操作，并通知医生给予处理。

表8-27 温水/乙醇擦浴操作要点

操作流程	操作要点
核对解释	同冰袋使用法
安置体位	（1）松开床尾被盖，协助患者取舒适卧位，按需给予便器 （2）头部放冰袋，足底放热水袋
拭浴上肢	（1）协助患者脱去上衣，露出一侧上肢，大浴巾垫于拭浴部位，小毛巾浸入乙醇（温水）中拧至半干，缠于操作者手上成手套状，以离心方向擦拭，再用大毛巾拭干 （2）顺序为：颈部外侧→肩→上臂外侧→前臂外侧→手背；侧胸→腋窝→上臂内侧→肘窝→前臂内侧→手心 （2）同法拭浴对侧，每侧擦拭3分钟，全程不超过20分钟
拭浴背部	（1）协助患者侧卧，背向操作者，露出背部，身下垫大浴巾，分上、中、下三部分纵向擦拭背部，再用大浴巾拭干 （2）协助患者平卧，更换上衣
拭浴下肢	（1）协助患者脱裤，露出近侧下肢，身下垫大浴巾 （2）同上肢擦拭法，依次擦拭：髋部→下肢外侧→足背；腹股沟→下肢内侧→内踝；臀部→下肢后侧→腘窝→足跟。擦拭完毕更换裤子，协助患者取舒适卧位
严密观察	擦浴过程中随时观察患者情况，倾听患者诉求。若出现寒战、面色苍白、脉搏及呼吸异常，应立即停止并及时处理
整理记录	（1）撤除用物，协助患者取舒适卧位，整理床单位 （2）洗手，记录擦浴时间、效果和患者反应 （3）30分钟后测量体温并记录

（3）拭浴应以拍拭方式进行，在腋窝、肘窝、腹股沟、腘窝等血管丰富处，适当延长时间，有利于散热。

（4）禁擦后颈部、胸前区、腹部、足底等处，以免引起不良反应。

（5）血液病患者、新生儿、酒精过敏者禁忌使用乙醇擦浴。

温水/乙醇擦浴考核评分参考标准见表8-28。

表8-28　温水/乙醇擦浴考核评分参考标准

学员姓名：　　　　　　　　　　　　　　考核时间：

考核项目	评分标准	满分	扣分	得分
操作前	一、操作前准备	16		
	1．操作者准备：着装整齐（着装符合要求），态度认真	2		
	2．物品准备：物品齐全，放置合理	4		
	3．患者准备： （1）了解使用擦浴的目的、方法、注意事项、配合要点 （2）如为乙醇擦浴，患者应不对酒精过敏	8		
	4．环境准备：温湿度适宜，光线充足，关闭门窗，拉上围帘	2		
操作中	二、实施	62		
	1．携用物到床旁，核对，解释	4		
	2．协助患者取舒适体位，拉好围帘或者屏风遮挡，松开床尾，拉起对侧床旁护栏，按需给便器	4		
	3．冰袋置头部，热水袋放于足底	6		
	4．拍拭上肢 （1）脱近侧衣袖，垫大毛巾，松开腰带。毛巾拧半干缠手上，以离心方向拍拭	6		
	（2）顺序：颈部外侧→上臂外侧→前臂外侧→手背；侧胸→腋窝→上臂内侧→肘窝→前臂内侧→手心	8		
	（3）每侧拍拭3分钟，全程不超过20分钟	4		
	（4）同法拍拭对侧	2		
	5．拍拭背部 （1）患者侧卧，身下垫大毛巾	2		
	（2）分上、中、下三部分纵向拍拭背部	4		
	（3）拭干，更换上衣	2		

续表

考核项目	评分标准	满分	扣分	得分
	6．拍拭下肢 （1）脱近侧裤子，垫大毛巾	2		
	（2）顺序：髋部→下肢外侧→足背；腹股沟→下肢内侧→内踝；臀→下肢后侧→腘窝→足跟	8		
	（3）拍拭 3 分钟	2		
	（4）拭干皮肤，盖好盖被	2		
	（5）同法拍拭对侧，协助患者更换裤子	2		
	7．严密观察：操作中注意观察局部皮肤及患者反应，倾听患者主诉	4		
操作后	三、整理	14		
	1．拭浴完毕，取下热水袋，协助患者取舒适卧位，整理床单位	3		
	2．用物分类处理	2		
	3．30 分钟后测量体温，若温度降至 39℃ 以下，取下头部冰袋（口述）	4		
	4．洗手，记录拭浴时间、效果，患者反应	3		
	5．拉开围帘，撤去屏风，开窗通风	2		
评价	四、综合评价	8		
	1．技能质量：操作规范、熟练、节力，擦浴方法正确，顺序无错误，患者感觉舒适，无受凉。15 分钟内完成整个操作	4		
	2．人文关怀：操作中关心体贴患者，与患者及家属沟通有效，体现人文关怀，患者对服务满意	4		
得分合计				

技能考核老师签名：

二、热疗法

热疗法是利用高于人体温度的物质，作用于体表皮肤通过神经传导引起皮肤和内脏器官血管的舒张，从而改变机体各系统体液循环和新陈代谢，以达到治疗的方法。

常用的局部热疗法有热水袋、烤灯、热湿敷、热水坐浴、局部浸泡等。

（一）热水袋的使用

1. 目的　保暖、解痉、镇痛。

2. 评估

（1）患者的年龄、病情、治疗情况、意识状态。

（2）患者局部皮肤状况，循环状况，对热的耐受度，有无感觉障碍等。

（3）患者的心理状态、活动能力及配合程度等。

3. 准备

（1）患者准备：了解使用热水袋的目的、方法、注意事项及配合要点。

（2）用物准备：热水袋、布套、水温计、毛巾、盛有热水的水壶，手消毒液。

（3）其他同冰袋使用法。

4. 操作步骤见表8-29。

5. 注意事项

（1）婴幼儿、老年人、昏迷、麻醉未醒、末梢循环不良、感觉障碍等患者使用热水袋时，水温应在50℃以内，以防烫伤。

（2）热水袋使用过程中，应密切观察皮肤颜色，如发现皮肤潮红，患者陈述疼痛，应立即停止使用，并在局部涂凡士林以保护皮肤。

表8-29 热水袋使用法

操作流程	操作要点
备热水袋	（1）检查热水袋有无破损、漏气
	（2）测量水温，成人水温在 60 ～ 70℃昏迷、老人、婴幼儿、感觉迟钝、循环不良等水温应低于50℃
	（3）取下塞子，放平热水袋，一手持热水袋口边缘，另一手向袋内灌入热水，边灌边提高热水袋
	（4）热水灌至 1/2 ～ 2/3 满时，将热水袋口逐渐放平，驱出袋内空气，旋紧塞子
	（5）用毛巾擦干热水袋外的水迹，倒提并轻轻抖动，检查无漏水后装入布套内
核对解释	同冰袋使用法
置热水袋	协助患者取舒适卧位，将热水袋置于所需部位，袋口朝患者身体外侧
密切观察	注意观察局部皮肤及患者反应，倾听患者诉求
撤热水袋	用热 30 分钟后撤去热水袋，协助患者取舒适卧位，整理床单位
整理用物	倒空热水袋，倒挂晾干，吹入少量空气后旋紧塞子，置阴凉处备用；布套清洁后晾干备用
洗手记录	洗手，记录用热部位、时间、效果及患者反应，必要时应做好床旁交班

（3）禁用冰袋代替热水袋，以防袋口漏水烫伤患者。

（4）炎症部位热敷，热水袋灌水 1/3 满，以免压力过大引起疼痛。

（5）经常检查热水袋有无破损，热水袋与塞子是否配套，以防漏水。

热水袋的使用考核评分参考标准见表 8-30。

表8-30 热水袋的使用考核评分参考标准

学员姓名： 考核时间：

考核项目	评分标准	满分	扣分	得分
操作前	一、操作前准备	17		
	1．操作者准备：着装整齐（着装符合要求），态度认真	3		
	2．物品准备：物品齐全，放置合理	4		
	3．患者准备：了解湿热敷的目的、方法、注意事项、配合要点	6		
	4．环境准备：温湿度适宜，光线充足，酌情关闭门窗，拉上围帘	4		
操作中	二、实施	54		
	1．携用物到床旁，核对，解释	4		
	2．测量、调节水温	6		
	3．备热水袋：			
	（1）灌袋：放平热水袋、去塞，一手持袋口边，一手灌水至 1/3～1/2 满	6		
	（2）驱气：缓慢放平热水袋，排除袋内空气并拧紧塞子	4		
	（3）检查：用毛巾擦干热水袋，倒提、检查	4		
	（4）加套：将热水袋装入布套	4		
	4．使用：			
	（1）将热水袋放置在所需部位，袋口朝患者身体外侧	6		
	（2）使用过程中注意观察患者局部及全身反应	4		
	（3）协助患者舒适体位	4		
	5．正确指导患者	4		
	6．取热水袋			
	（1）取下热水袋，观察、询问患者	4		
	（2）使用时间不超过30分钟	4		

续表

考核项目	评分标准	满分	扣分	得分
操作后	三、整理	17		
	1. 协助患者取舒适卧位，整理床单位	4		
	2. 用物分类处理	4		
	3. 洗手、脱口罩	3		
	4. 记录热疗的部位、时间、效果，患者局部及全身反应	6		
评价	四、综合评价	12		
	1. 技能质量：操作规范、安全，使用热水袋过程中无烫伤等不良事件发生。患者/家属对服务满意，6分钟内完成整个程序操作	6		
	2. 人文关怀：操作中关心体贴患者，与患者及家属沟通有效，体现人文关怀，患者对服务满意	6		
得分合计				

技能考核老师签名：

（二）烤灯的使用

烤灯是利用光线的辐射作用产生热能，使人体局部温度升高，血管扩张，局部血液循环加速，促进组织代谢，改善局部组织营养状况。

1. 目的　消炎、消肿、解痉、镇痛；促使创面干燥、结痂；保护肉芽组织生长，促进伤口愈合。

2. 评估　同热水袋的使用。

3. 准备　用物准备：红外线灯或鹅颈灯，必要时备有色眼镜或湿纱布。其他同热水袋的使用。

4. 操作步骤　见表8-31。

表8-31　烤灯使用法

操作流程	操作要点
检查烤灯	检查烤灯的性能，确认烤灯功能正常
核对解释	同冰袋使用法
安置体位	协助患者取舒适卧位，暴露治疗部位，必要时使用围帘或屏风遮挡
调节灯距	（1）照射面部、颈部、前胸部时，给患者戴有色眼镜或用湿纱布遮盖双眼 （2）将灯头移至治疗部位的斜上方或侧方，有保护罩的灯头可垂直照射，灯距 30～50cm，以患者感觉温热为宜，照射时间 20～30 分钟
密切观察	注意观察患者局部皮肤及全身反应，倾听患者诉求
撤除烤灯	照射完毕，关闭开关，移开烤灯，协助患者取舒适卧位，整理床单位
洗手记录	洗手，记录照射部位、时间、效果，局部及全身反应

5．注意事项

（1）治疗中应密切观察患者全身及局部反应，如患者出现发热、心悸、头晕等不适或照射部位皮肤出现紫红色，应立即停止照射，在发红处涂凡士林保护皮肤。

（2）治疗完毕，嘱患者在室内休息 15 分钟后方可外出，以防感冒。

烤灯的使用考核评分参考标准见表 8-32。

表8-32　烤灯的使用考核评分参考标准

学员姓名：　　　　　　　　　　　　　　考核时间：

考核项目	评分标准	满分	扣分	得分
操作前	一、操作前准备	20		
	1．操作者准备：着装整齐，洗手，戴口罩，态度认真	3		
	2．物品准备：物品齐全，放置合理	4		

考核项目	评分标准	满分	扣分	得分
	3．患者准备：了解使用烤灯的目的、方法、注意事项、配合要点	8		
	4．环境准备：温湿度适宜，光线充足，酌情关闭门窗，拉上围帘	5		
操作中	二、实施	48		
	1．检查烤灯性能，确保功能正常	4		
	2．携用物到床旁，核对，解释	4		
	2．协助患者取舒适卧位，暴露治疗部位，必要时使用围帘或屏风遮挡	4		
	3．使用： （1）照射面部、颈部、前胸部时，为患者戴有色眼镜或用湿纱布遮盖双眼	4		
	（2）将灯头移至治疗部位斜上方或侧方，有保护罩的灯头可垂直照射	4		
	（3）灯距一般为 30～50cm，以手试温，以温热为宜	4		
	（4）照射时间 20～30 分钟	4		
	4．观察（口述）： 使用过程中注意观察患者局部皮肤及全身反应，倾听患者的主诉，如出现发热、心悸、头晕等不适，或照射部位出现紫红色，应立即停止照射，在发红处涂凡士林保护皮肤	8		
	5．正确指导患者：治疗完毕，嘱患者在室内休息 15 分钟方可外出，以防感冒	4		
	6．取烤灯 （1）取走烤灯，观察、询问患者 （2）使用时间不超过 30 分钟	8		

续表

考核项目	评分标准	满分	扣分	得分
操作后	三、整理	14		
	1. 协助患者取舒适卧位,整理床单位	4		
	2. 用物分类处理	4		
	3. 记录热疗的部位、时间、效果,患者局部及全身反应	6		
评价	四、综合评价	16		
	1. 技能质量:操作规范、安全,使用烤灯过程中无烫伤等不良事件发生;患者/家属对服务满意,5分钟内完成整个程序操作	8		
	2. 人文关怀:操作中关心体贴患者,与患者及家属沟通有效,体现人文关怀,患者对服务满意	8		
得分合计				

技能考核老师签名:

(三)热湿敷

1. 目的　解痉、消炎、消肿、镇痛。

2. 评估　同热水袋的使用。

3. 准备

(1)用物准备

1)治疗盘内:敷布2张、长柄钳子2把、凡士林、棉签、纱布、弯盘、塑料薄膜、棉垫或毛巾、一次性治疗巾、水温计。

2)治疗盘外:热水瓶、盆(内盛热水50～60℃),手消毒液,必要时备热水袋、大毛巾。如有伤口,应准备无菌换药用物。

(2)其他同热水袋的使用。

4．操作步骤见表8-33。

表8-33　热湿敷法操作要点

操作流程	操作要点
核对解释	同冰袋使用法
准备患处	协助患者取舒适卧位，暴露治疗部位，必要时使用围帘或屏风遮挡
湿敷患处	（1）在治疗部位下垫一次性治疗巾，在患处涂凡士林后盖单层纱布 （2）将热水倒入盆内，用水温计测水温（50～60℃），把敷布浸入热水中，双手各持一把钳子，将浸在热水中的敷布拧至半干 （3）抖开敷布，放手腕掌侧皮肤试温，无烫感 （4）将敷布折叠敷于患处，敷布上可加盖塑料薄膜及棉垫或毛巾。若治疗部位不忌压，可在棉垫或毛巾上放置热水袋并加盖大毛巾 （5）每3～5分钟更换一次敷布，及时更换盆内热水，热敷时间以15～20分钟为宜
观察效果	观察局部皮肤反应，倾听患者诉求
整理用物	（1）治疗完毕，撤去用物，用纱布擦去凡士林，盖好治疗部位 （2）协助患者取舒适卧位，整理床单位及用物，按规定消毒处理后放回原处
洗手记录	洗手，记录热湿敷的部位、时间、效果，患者局部及全身反应

5．注意事项

（1）如热敷部位有开放性伤口，应按无菌操作进行，热敷后按外科换药法处理伤口。

（2）热湿敷过程中，随时与患者进行交流并检查敷布的温度和患者皮肤颜色，每3～5分钟更换一次敷布，维持适当的温度。

（3）面部热敷者，嘱患者热敷后15分钟方可外出，以防感冒。

热湿敷法考核评分参考标准见表8-34。

表8-34　热湿敷法考核评分参考标准

学员姓名：　　　　　　　　　　　　　　　　　考核时间：

考核项目	评分标准	满分	扣分	得分
操作前	一、操作前准备	17		
	1．操作者准备：着装整齐，洗手，戴口罩，态度认真	3		
	2．物品准备：物品齐全，放置合理	4		
	3．患者准备：了解湿热敷的目的、方法、注意事项、配合要点	4		
	4．环境准备：温湿度适宜，光线充足，关闭门窗，拉上围帘	6		
操作中	二、实施	54		
	1．携用物到床旁，核对，解释	4		
	2．取合适体位	4		
	3．患部下铺治疗巾，暴露患处皮肤并涂凡士林后盖单层纱布	10		
	4．热敷 （1）测量药液温度在 50～60℃ （2）将敷布浸入热水中，双手持镊子将湿敷垫拧至不滴水 （3）打开湿敷垫，用手腕掌侧皮肤试温，无烫感，敷在患处。敷布上可加盖塑料薄膜及棉垫或毛巾，若治疗部位不忌压，可在棉垫或毛巾上放置热水袋并加盖大毛巾	18		

考核项目	评分标准	满分	扣分	得分
	5．注意事项（口述）： （1）每 3～5 分钟更换 1 次湿敷垫，每次热敷时间为 15～20 分钟 （2）热敷时每 10 分钟观察一次，注意观察局部皮肤颜色的变化 （3）面部热敷者，敷后 30 分钟内勿外出，以防感冒	14		
	6.结束后，取下敷布，擦净热敷部位，撤去用物	4		
操作后	三、整理	17		
	1．协助患者取舒适卧位，整理床单位	4		
	2．用物分类处理	4		
	3．洗手、脱口罩	3		
	4．记录热湿敷的部位、时间、效果，患者局部及全身反应	6		
评价	四、综合评价	12		
	1．技能质量：操作敏捷，动作熟练；湿热敷的部位正确，时长符合要求，达到治疗目的；患者／家属对服务满意，6 分钟内完成整个程序操作	6		
	2．人文关怀：操作中关心体贴患者，注意保护患者隐私	6		
得分合计				

技能考核老师签名：

（四）热水坐浴

1．目的　消炎、消肿、镇痛、减轻充血。常用于会阴、肛门疾病及手术后。

2．评估同热水袋的使用。

3．准备

（1）患者准备：了解热水坐浴的目的、方法、注意事项及配合要点；排便，清洗会阴部。

（2）用物准备

1）治疗盘内：遵医嘱备药物、水温计、无菌纱布、弯盘、浴巾。

2）治疗盘外：热水（水温 40 ～ 45℃），手消毒剂，必要时备换药用物；坐浴椅、消毒坐浴盆、屏风。

（3）其他同热水袋的使用。

4．操作步骤见表 8-35。

表8-35　热水坐浴法

操作流程	操作要点
配药调温	遵医嘱配制药物，将热水倒入坐浴盆内 1/2 满，调节水温，浴盆放于坐浴椅上
核对解释	同冰袋使用法
协助坐浴	（1）协助患者脱裤至膝部，暴露治疗部位
	（2）指导患者用纱布蘸坐浴液擦拭臀部皮肤，适应水温后再坐入盆中，待臀部完全泡入水中用浴巾遮盖腿部
	（3）注意保暖，及时添加热水及药物，坐浴时间 15 ～ 20 分钟为宜
观察效果	注意观察患者面色、脉搏、呼吸有无异常，倾听患者诉求
整理用物	（1）坐浴完毕，用纱布擦干臀部
	（2）协助患者穿好裤子并卧床休息，交代注意事项，整理床单位
	（3）整理用物，消毒处理后放回原处
洗手记录	洗手，记录治疗时间、药物、效果、局部反应及患者反应

5．注意事项

（1）会阴、肛门部位有伤口者，准备无菌坐浴盆和溶液，坐浴结束后按换药法处理伤口。

（2）坐浴过程中确保患者安全，随时观察患者面色、呼吸及脉搏情况，如诉头晕、乏力、心慌等不适应立即停止坐浴，扶其上床休息，并观察病情变化。

（3）女性患者月经期、妊娠后期、产后 2 周内、阴道出血、盆腔急性炎症期不宜坐浴，以免引起感染。

（五）局部浸泡法

1．目的　清洁、消炎、镇痛、消毒伤口等。常用于手、足、前臂和小腿等部位感染。

2．评估同热水袋的使用。

3．准备

（1）患者准备：了解局部浸泡法的目的、方法、注意事项及配合要点；排空大小便。

（2）用物准备：长镊子、纱布、遵医嘱备药物、水温计、盆、热水（43 ～ 46℃），手消毒剂，必要时备换药用物。

（3）其他同热水袋的使用。

4．操作步骤见表 8-36。

表8-36　局部浸泡法

操作流程	操作要点
配药调温	遵医嘱配制浸泡溶液，将热水倒入浸泡盆内 1/2 满，调节水温，以患者可耐受的温度为准，加入所需药物配置成浸泡溶液
核对解释	同冰袋使用法
协助浸泡	（1）暴露治疗部位，指导患者将患肢慢慢浸入盆中，如有伤口者，可用无菌长镊夹持无菌纱布，轻轻擦拭创面 （2）及时添加热水及药物，添加热水时，应将患者肢体移出浸泡盆，治疗时间为 15 ～ 20 分钟
观察效果	注意观察局部皮肤及患者反应，倾听患者诉求

操作流程	操作要点
整理用物	（1）浸泡完毕，用毛巾擦干肢体
	（2）有伤口者，按无菌技术处理伤口，预防感染
	（3）协助患者穿好衣裤，取舒适卧位，整理床单位
洗手记录	洗手，记录浸泡部位、时间、药物、效果、局部反应及患者反应

5．注意事项

（1）有伤口者，应注意保持用物无菌，浸泡后按无菌换药技术处理伤口。

（2）浸泡过程中随时观察局部皮肤情况，若局部出现发红、疼痛等，应立即停止浸泡并给予相应处理。

（来平英）

附录

一、教学计划及大纲

四川省"合格村医"临床综合知识与技能培训实用手册（上）教学计划及大纲

（一）课程性质与任务

《四川省"合格村医"临床综合知识与技能培训实用手册（上）》是一本可用作综合性、应用性课程的教材，在乡村医生的职业道德和业务素质的提升中，占有非常重要的地位。主要包括政策法规与医患沟通、基层医疗卫生服务、常见症状和体征、常见病与多发病、常见意外伤害与急危重症、药品管理与合理用药、中医适宜技术、常用基本技能等内容。

临床综合知识与技能培训课程的任务是以提升乡村医生良好的职业素质为核心。在现代医学模式和整合医学观的指导下，使乡村医生具有良好的职业操守、较强的临床实践综合技能和必备的临床综合知识，为临床工作奠定良好的基础，能更好地为广大农村居民提供健康服务。

（二）课程目标

1. 知识目标

（1）掌握基本公共卫生服务免疫规划程序、法定传染病及突发公共卫生事件相关知识；发热、咳嗽与咳痰、胸痛、腹泻、头痛、意识障碍等常见症状和慢性阻塞性肺疾病、原发性高血压、消化性溃疡、糖尿病等常见病、多发病相关知识；常见损伤与骨折、有机磷农药中毒、窒息等常见意外伤害与急危重症相关知识；正确解读药品说明书与合理用药指导相关知识；刮痧、拔罐、针刺及艾灸等中医适宜技术和病史采集与体格检查、生命体征检测、心肺复苏技术、止血、包扎、固定与转运技术、无菌技术、注射与静脉输液技术、清创缝合技术等常用基本技能。

（2）熟悉突发公共卫生应急条例、医疗事故处理条例、基层医疗相关政策与法规、合格村医培训管理相关要求与考核规定、医患沟通、健康教育、重点人群健康管理等相关知识；恶心与呕吐、关节痛、急性一氧化碳中毒、急性酒精中毒、小儿热性惊厥等常见症状与疾病相关知识；村卫生室常用药品的保管常识、抗菌药物临床应用管理、催吐术及冷热疗法的相关知识。

（3）了解精神卫生法、母婴保健法、分级诊疗与转诊服务等相关知识。

2．能力目标

（1）熟练掌握常用的临床基本技能及中医适宜技术。

（2）具有分析和解决农村健康服务中常见问题的实际能力。

（3）具有良好的人际沟通与交往的能力。

（4）具有运用法律武器，保护服务对象和自己的合法权益的能力。

3．素质目标

（1）具有高度的责任心、爱心、同情心和服务广大农村居民健康的奉献精神。

（2）具有较强的法律意识，能依法行医。

（3）具有良好的职业素质、行为习惯。

（三）教学内容和要求

见附录。

章序	教学内容	教学重点	教学难点	教学要求	教学活动参考
第一章 政策法规与医患沟通	第一节　国家基本公共卫生法规政策				理论讲授情景教学多媒体演示讨论
	一、精神卫生法			了解	
	二、母婴保健法			了解	
	三、突发公共卫生事件应急条例	✓	✓	熟悉	
	四、医疗事故处理条例		✓	熟悉	
	第二节　基层医疗相关政策与法规	✓		熟悉	
	第三节　医患沟通			熟悉	
第二章 基层医疗卫生服务	第一节　基本公共卫生服务				理论讲授情景教学多媒体演示讨论
	一、免疫规划程序	✓	✓	掌握	
	二、健康教育		✓	熟悉	
	三、重点人群健康管理			熟悉	
	四、法定传染病及突发公共卫生事件	✓		掌握	
	第二节　分级医疗与转诊服务			了解	
第三章 常见症状和体征	第一节　发热	✓		掌握	理论讲授情景教学多媒体演示讨论
	第二节　咳嗽与咳痰			掌握	
	第三节　胸痛	✓	✓	掌握	
	第四节　恶心与呕吐			熟悉	
	第五节　腹泻	✓		掌握	
	第六节　关节痛			熟悉	
	第七节　头痛			掌握	
	第八节　意识障碍	✓	✓	掌握	
第四章 常见病与多发病	第一节　慢性阻塞性肺疾病	✓		掌握	理论讲授情景教学多媒体演示讨论
	第二节　原发性高血压	✓	✓	掌握	
	第三节　消化性溃疡	✓		掌握	
	第四节　糖尿病	✓		掌握	

章序	教学内容		教学重点	教学难点	教学要求	教学活动参考
第五章常见意外伤害与急危重症	第一节	常见损伤与骨折	✓	✓	掌握	理论讲授情景教学多媒体演示讨论
	第二节	急性一氧化碳中毒			熟悉	
	第三节	有机磷农药中毒	✓		掌握	
	第四节	急性酒精中毒		✓	熟悉	
	第五节	急性腹痛			熟悉	
	第六节	小儿热性惊厥			熟悉	
	第七节	窒息	✓		掌握	
第六章药品管理与合理用药	第一节	村卫生室常用药品的保管常识			熟悉	理论讲授情景教学多媒体演示讨论
	第二节	正确解读药品说明书与合理用药指导	✓		掌握	
	第三节	抗菌药物临床应用管理	✓	✓	熟悉	
第七章中医适宜技术	第一节	刮痧法	✓		掌握	理论讲授情景教学操作演示
	第二节	拔罐法	✓		掌握	
	第三节	针刺法	✓		掌握	
	第四节	艾灸法	✓		掌握	
第八章常用基本技能	第一节	病史采集与体格检查	✓	✓	掌握	理论讲授情景教学操作演示
	第二节	生命体征监测	✓		掌握	
	第三节	心肺复苏技术	✓		掌握	
	第四节	止血、包扎、固定与转运技术	✓	✓	掌握	
	第五节	催吐术			熟悉	
	第六节	无菌技术			掌握	
	第七节	注射法	✓		掌握	
	第八节	静脉输液技术	✓		掌握	
	第九节	清创缝合技术		✓	掌握	
	第十节	冷热疗法			熟悉	

（四）大纲说明

1．应用范围　本教学大纲主要供乡村医生继续教育的培训使用。

2．教学要求　本大纲将认知部分的教学要求分为掌握、熟悉、了解三个层次。了解：能对基本知识、基本理论有一定的认识。熟悉：能对基本知识、基本理论有比较清楚的认识。掌握：能对基本知识、基本理论有比较深刻的认识，并能灵活运用。本课程突出以培养能力为本位的教学理念，将能力部分要求分"学会、掌握、熟练掌握"三个层次。学会：能在教师的指导下正确地完成难度较大的技术操作。掌握：能正确地完成常用技术操作和配合。熟练掌握：能独立、流畅、正确地完成常用技术操作。

3．教学建议

（1）尽量采用理实一体化教学，时间分配比例参考理论和实践教学的时间分配比例。

（2）安排上应循序渐进，努力提高学员的学习兴趣，鼓励学员创新思维，引导学员综合运用所学知识和技能解决工作中的问题。教学过程中要积极采用现代化教学手段、模型、实物等，加强直观教学，充分发挥教师的主导作用和学员的主体作用。注重理论联系实际，并结合临床案例分析讨论，培养学员分析问题和解决问题的能力，使学员加深对教学内容的理解和掌握。

（3）实践教学中要充分利用教学资源，结合多媒体、模型、实物等，采用理论讲授、教师演示、学员练习等教学形式，充分调动学员学习的积极性和主观能动性，强化学员的动手能力和专业实践技能操作。教学评价应通过课堂提问、布置作业、单元目标测试、案例分析讨论、实践考核、期末考试等多种形式，对学员进行学习能力、实践能力和应用新知识能力的综合考核，以期达到教学目标提出的各项任务。

4．学时建议：总学时为 100 学时。其中，面授 56 学时，自学 44 学时。面授中，理论 36 学时，实践教学 20 学时。便于各级培训组织和学员根据当地常见病、多发病及自己的实际学习基础灵活调整。各章学时安排建议参考下表。

章序	教学内容	学时数		
		理论	实践	合计
第一章	政策法规与医患沟通	3	0	3
第二章	基层医疗卫生服务	3	0	3
第三章	常见症状和体征	6	0	6
第四章	常见病与多发病	8	0	8
第五章	常见意外伤害与急危重症	7	0	7
第六章	药品管理与合理用药	2	0	2
第七章	中医适宜技术	2	8	10
第八章	常用基本技能	5	12	17
合计		36	20	56

备注：当地常见病、多发病的安排由各市州、县根据具体情况进行组织，考核时间另行安排，不占教学学时。

二、参考文献

1．孙福川，王明旭．医学伦理学．北京：人民卫生出版社，2013.

2．姚树桥，杨彦春．医学心理学．北京：人民卫生出版社，2013.

3．王锦帆．尹梅．医患沟通．北京：人民卫生出版社，2013.

4．张海音．医学心理学．上海：上海交通大学出版社，2015.

5．陈文彬，潘祥林，万学红，等．诊断学．北京：人民卫生出版社，2013.

6. 曹洪欣．中医基础理论．北京：中国中医药出版社，2004.

7. 季绍良，成肇智．中医诊断学．北京：人民卫生出版社，2002.

8. 国家食品药品监督管理总局执业药师资格认证中心．2015国家执业药师考试

9. 指南-药学综合知识与技能．北京：中国医药科技出版社，2015.

10. 国家食品药品监督管理总局．国家执业药师考试考试大纲．北京：中国医药科技出版社，2015.

11. 中华人民共和国卫生部．国家基本药物目录．[2012] 93号文，2012.

12. 黄晓琳，燕铁斌．康复医学．北京：人民卫生出版社，2013.

13. 陈灏珠，钟南山，陆再英．内科学．北京：人民卫生出版社，2013.

14. 谢幸，苟文丽．妇产科学．北京：人民卫生出版社，2013.

15. 吴孟超，吴在德，吴肇汉．外科学．北京：人民卫生出版社，2013.

16. 陈孝平，汪建平．外科学．北京：人民卫生出版社，2013.

17. 乡村全科执业助理医师资格考试专家组．乡村全科执业助理医师资格考试应试指导．北京：中国协和医科大学出版社，2017.

18. 龙霖，付能荣．基础护理．北京：人民卫生出版社，2016.

19. 周春美，张连辉．基础护理学．北京：人民卫生出版社，

2014.

20．付能荣．护理技术．北京：科学出版社，2013.

21．付能荣．护理学基础．北京：科学出版社，2017.

22．于学忠．黄子通．急诊医学．北京：人民卫生出版社，2014.

23．葛均波，徐永健．内科学．北京：人民卫生出版社，2013.

24．何坪．乡村全科执业助理医师资格考试综合辅导．北京：人民卫生出版社，2016.

25．贾建平．神经病学．北京：人民卫生出版社，2013.

26．沈洪，刘中民．急诊与灾难医学．北京：人民卫生出版社，2013.

27．陈孝平，汪建平．外科学．北京：人民卫生出版社，2010.

28．路孝勤，席彪．全科医学概论．北京：中国医药科技出版社，2016.

29．祝墡珠．全科医学概论．北京：人民卫生出版社，2013.

30．国医改办．关于印发推进家庭医生签约服务指导意见的通知．国医改办发［2016］1号文，2016，5.

31．沈会．乡村全科执业助理医师资格考试应试题库与解析．北京：中国协和医科大学出版社，2018.

32．乡村全科执业助理医师资格考试专家组．乡村全科执业助理医师资格考试指导用书（2018）．北京：中国协和医科大学出版社，2018.

33．医师资格考试指导用书专家编写组．2017乡村全科执业助理医师资格考试指导用书（试用版）．北京：人民卫生出版社，2017.

34．张天生．药物贴敷．北京：科学出版社，2017.

35．李钦青．药物熏洗．北京：科学出版社，2017.

36．伍利民，吴恒．中医学基础．北京：科学出版社，2012.

37．孙广仁，中医基础理论．北京：中国中医药出版社，2002.

38．赵毅，季远．推拿手法学．北京：中国中医药出版社，2013.

39．郭翔．推拿学．北京：人民卫生出版社，2014.

40．梁繁荣．针灸推拿学．北京：中国中医药出版社，2009.

41．陈建尔，甄德江．中国传统康复技术．北京：人民卫生出版社，2014.

42．胡小强，何玲．现代教育技术与应用．北京：北京师范大学出版社，2015.